常 源 著

ZHONGLIU JICHU LILUN YU
XIANDAIHUA WAIKE ZHILIAO

肿瘤基础理论与现代化外科治疗

吉林科学技术出版社

图书在版编目（CIP）数据

肿瘤基础理论与现代化外科治疗 / 常源著. -- 长春：吉林科学技术出版社, 2018.4（2024.8重印）

ISBN 978-7-5578-3811-9

Ⅰ.①肿… Ⅱ.①常… Ⅲ.①肿瘤学—外科学 Ⅳ.①R730.56

中国版本图书馆CIP数据核字(2018)第075366号

肿瘤基础理论与现代化外科治疗

出 版 人　李　梁
责任编辑　孟　波　孙　默
装帧设计　韩玉生
开　　本　787mm×1092mm　1/32
字　　数　180千字
印　　张　6.25
印　　数　1-3000册
版　　次　2019年5月第1版
印　　次　2024年8月第3次印刷

出　　版　吉林出版集团
　　　　　吉林科学技术出版社
发　　行　吉林科学技术出版社
地　　址　长春市人民大街4646号
邮　　编　130021
发行部电话/传真　0431-85635177　85651759　85651628
　　　　　　　　　　85677817　85600611　85670016
储运部电话　0431-84612872
编辑部电话　0431-85635186
网　　址　www.jlstp.net
印　　刷　三河市天润建兴印务有限公司

书　　号　ISBN 978-7-5578-3811-9
定　　价　45.50元

前　言

　　随着经济的飞速发展,人们生活水平的提高和行为方式的改变,环境污染的问题以及人口老龄化等因素的影响,肿瘤成为国民死亡的主要原因,并成为威胁人类生命健康的"第一杀手"。肿瘤外科手术治疗是肿瘤综合治疗中的重要组成部分,肿瘤外科医生的医疗服务质量,直接关系到患者的生存率和生活质量。

　　本书内容涵盖了常见肿瘤疾病的外科治疗,且注重基础理论与临床实践相结合,传统经验与现代研究相结合,内容丰富,篇幅合理,专业度高,实用性强,希望本书的出版能为广大读者带来些许帮助。

　　本书作者将自身多年的诊疗心得及经验跃然纸上,编纂、修改、审订,力求完美。但受编写经验和时间等限制,书中恐存在疏漏之处,敬请广大读者批评指正,以期再版完善。

目　录

第一章　耳鼻喉部常见肿瘤

第一节　外耳道肿瘤

一、外耳良性肿瘤

(一)外耳道乳头状瘤

1.临床表现　外耳道乳头状瘤好发于 20～25 岁男性。外耳道炎症、反复挖耳等造成的乳头状瘤病毒感染。早期症状为挖耳时易出血；当肿瘤充满外耳道时耳内发痒、阻塞感或听力减退。外耳道有多发或单发、带蒂或无蒂、大小不等、棕褐色、桑葚样实质肿物,触之较硬。

2.治疗

(1)激光治疗:在局部麻醉下用 YAG 激光气化肿瘤。

(2)冷冻治疗:液氮冷冻具有切除肿瘤创伤小的优点。

(3)手术治疗:切除的范围应包括肿瘤边缘正常皮肤 1mm 以上,切除肿瘤所在部位的骨膜,可以防止肿瘤的复发。

(二)耳郭和外耳道血管瘤

1.临床表现　主要位于耳郭,少见于外耳道。

(1)毛细血管瘤:系毛细血管网组成,扁平,色如红葡萄酒,或似蜘蛛痣状,皮温高。

(2)海绵状血管瘤:是含血内皮腔隆起肿物,毛细血管排列紊乱,又名草莓瘤,表面呈结节状,微红或紫红色,有搏动。

(3)蔓状血管瘤:使耳郭变形增大,局部温度高,有搏动,可延及头皮。

2.治疗

(1)非手术治疗:冷冻、放射、激光、局部注射硬化剂(如 5%鱼肝油酸钠、平阳霉素等)。

(2)手术治疗:对于局限性的血管瘤,局部切除并植皮。对有动静脉瘘的血管瘤,先将瘤体外围作环形缝扎,阻断血供,同时分段环形缝扎,分区切除。

(三)耳郭和外耳道囊肿

位于耳郭者多见。

1.临床表现

(1)皮脂腺囊肿:最常见,好发在耳垂背面、乳突上表皮或耳道软骨后下方。囊肿内衬上皮,为柔软、张力不大的肿物。

(2)耳前囊肿(或瘘管):属先天性,表现为耳轮前方皮肤的瘘口。瘘口内有分支管道循入耳轮和耳屏之间的皮下。管道常呈囊性扩大,易感染。

(3)腮裂囊肿:与耳前囊肿的鉴别主要是除了耳轮脚前有瘘口外,常常在外耳道、耳后、颈部有第二瘘口,瘘口阻塞也可出现囊性变。

2.治疗原则   感染期抗感染治疗,控制感染后手术切除。

(四)耵聍腺瘤

1.临床表现   耵聍腺瘤好发于外耳道软骨部后下部的耵聍腺分布区,常见的为腺瘤和混合瘤。耵聍腺瘤发病缓慢,肿瘤较大时阻塞外耳道,可引起听力障碍。

耳部检查见外耳道后下方局限性的隆起,为黄豆大小,表面皮肤正常,无压痛,质韧。X 线检查外耳道骨质无破坏。

2.治疗   易恶变,应做手术彻底摘除。切除范围包括肿瘤周边至少 0.5cm,切除肿瘤区的骨膜,并予植皮。

二、外耳道恶性肿瘤

外耳道恶性肿瘤以低度恶性的腺样囊性癌常见,腺癌和恶性耵聍腺瘤均少见。在此着重介绍外耳道耵聍腺来源的恶性肿瘤。

1.临床表现　反复挖耳等刺激情况下,耵聍腺瘤容易恶变。耵聍腺癌的主要临床表现是无痛性外耳道少量出血或者挖耳易出血。有时耳部有疼痛。外耳道肿块呈肉芽形,红色,由于肿块突破皮肤,表面粗糙不平。耵聍腺癌突破外耳道软骨部侵犯到腮腺,引起耳垂周围腮腺区肿块;有时向前侵犯到颞颌关节,出现张口困难。影像学检查:CT可显示外耳道或者乳突部的骨性损害,MRI可显示肿块向腮腺侵犯。

该病特点是发病缓慢,经常在发病数年后才有症状。无论是手术还是放射治疗,均容易复发,其复发率达到40%～70%,有报道同一患者复发多达12次。

2.治疗　手术切除为主,辅以放疗。肿瘤侵犯腮腺较大者,应作腮腺浅叶或者全腮腺切除,术中应保护面神经。术后放疗可以减少肿瘤的复发率。

第二节　中耳癌

中耳癌占全身癌的0.06%,占耳部肿瘤的1.5%。中耳癌以鳞状上皮癌最多见,40～60岁为好发年龄。发病率男女间无显著差别。

一、病因

80%的中耳癌患者有慢性化脓性中耳炎病史,中耳炎的病程一般在10年以上,故认为其发生可能与炎症有关。中耳乳头状瘤亦可发生癌变。外耳道癌可以侵犯至中耳乳突腔,临床上常常无法分辨原发部位。

二、临床表现

1.耳道无痛性出血　外耳道自发性出血或挖耳后耳道出血；慢性化脓性中耳炎有血性分泌物时，应考虑中耳癌的可能性。

2.耳部疼痛　早期无明显疼痛。病情重者可出现明显耳痛，以夜间疼痛为主，表现为耳部的刺痛或者跳痛，可向耳后及咽部放射。

3.同侧周围性面瘫　肿瘤侵犯面神经可出现周围性面瘫。

4.听力障碍　多数患者表现为传导性耳聋。

5.张口困难　晚期中耳癌侵犯到颞颌关节或翼肌，造成张口困难。

6.眩晕　内耳受到侵犯时可出现眩晕。

7.其他脑神经受累症状　除第Ⅴ、Ⅶ脑神经易受累外，第Ⅵ、Ⅸ、Ⅹ、Ⅺ、Ⅻ脑神经也可受累出现相应症状。

8.外耳道或者中耳腔新生物　多有鼓膜穿孔，通过穿孔可见中耳腔红色肉芽，触之易出血。当肿瘤破坏骨性外耳道，在耳道内也可以看到肉芽组织，红色，质软、脆，易出血。

三、诊断

1.影像学检查

(1)CT：表现为中耳腔或乳突有不规则的软组织病灶，中耳乳突有不规则的大面积的骨质破坏，边缘不齐。尤其当中耳炎伴外耳道骨壁的破坏，形成外耳道软组织肿块，要高度怀疑中耳癌。

(2)MRI：中耳癌的组织含水量与脑组织相仿，其信号与脑组织近似。

2.病理检查　中耳腔肉芽或者外耳道肉芽摘除后做病理检查可以明确诊断。取材时尽量不要牵拉中耳腔肉芽，防止误伤面神经。

四、临床分期

国际抗癌协会(UICC)对于中耳癌并无明确的分期标准。目前临床采用的是 Stell 等制定的初步方案。

T_1:肿瘤局限于中耳乳突腔,无骨质破坏。

T_2:肿瘤破坏中耳乳突腔骨质,出现面神经管破坏,但病变未超出颞骨范围。

T_3:肿瘤突破颞骨范围,侵犯周围结构,如硬脑膜、腮腺、颞颌关节等。

T_x:无法进行分期。

五、治疗原则

中耳乳突癌起病隐袭,早期治疗效果较好,早期患者多采用先手术后放疗,对晚期患者则采用先放疗缩小病灶,再进行手术切除等综合治疗。

1.手术治疗

(1)乳突切除术。适用于病灶局限在中耳腔或乳突腔,无面神经管、内耳、颞骨外侵犯。

(2)颞骨次全切除术。肿瘤累及中耳和乳突诸壁。切除岩部颈内动脉外侧部分。

(3)颞骨全切除术。颞骨次全切除术加上颈内动脉切除。

2.放射治疗　由于中耳肿瘤被颞骨包裹,放疗难以彻底根治,因此手术加放疗可以明显提高疗效。对肿瘤侵犯到颈动脉管,无法清除时,可考虑先行放疗,缩小肿瘤范围,再行手术治疗。

3.化学治疗　仅作为手术和放射治疗的辅助方法,对于无手术指征的晚期病例具有缓解症状的作用。

第三节　鼻腔和鼻窦肿瘤

一、鼻腔和鼻窦良性肿瘤

(一)定义

鼻腔和鼻窦良性肿瘤主要好发于鼻腔内,其次是鼻窦,外鼻则较少。通常按组织来源进行分类:①上皮组织肿瘤包括乳头状瘤、腺瘤;②结缔组织肿瘤包括骨瘤、血管瘤、纤维瘤、软骨瘤、脑膜瘤、骨纤维异常增殖症等。

(二)内翻性乳头状瘤

1.诊断要点　内翻性乳头状瘤:50～60岁男性多见,单侧持续性鼻塞,进行性加重,可伴血涕或反复鼻出血,常同时伴鼻息肉、鼻窦炎,部分病例有多次鼻息肉手术史。外观粉红色,息肉样或分叶状,触之易出血。肿瘤有明显局部侵袭性特点,易复发,7%发生恶变。根据症状、体征以及反复、多部位活检,一般可做出诊断。

2.治疗　此瘤对发射线不敏感,主要以手术治疗为主。手术需彻底,否则容易复发。对其基底及浸润组织周围的正常组织应切除足够的安全边界。有下列情况者应考虑恶变可能:①全部切除后迅速复发;②较快进犯邻近组织;③反复鼻出血;④头面部疼痛示有骨及神经受累。

(三)骨瘤

1.诊断要点　骨瘤多见于青年男性,额窦最多见,其次是筛窦。病因不明。小的骨瘤多无症状,常在X线摄片检查中发现,大的额窦骨瘤可引起鼻面部畸形,疼痛、感觉异常,也可侵入鼻腔或眼眶,甚至颅内。鼻窦骨瘤表现为鼻窦内圆形或卵圆形骨高密度肿物影。

2.治疗　对成人较小骨瘤而无临床症状,不需急于手术,可定期观察。肿瘤大,引起颜面变形或症状明显者,可行肿瘤摘除术。

（四）血管瘤

1.诊断要点　血管瘤好发于鼻及鼻窦，多见于 10～25 岁青壮年，分为毛细血管瘤和海绵状血管瘤。前者占 80％，鼻中隔多发，后者较少，主要见于下鼻甲和上颌窦。表现为反复鼻出血。肿瘤由纤维组织及血管构成，瘤体血管丰富，血管壁薄，缺乏弹性，容易受损发生严重大出血。不主张诊断性穿刺或活检。

2.治疗　手术切除为主，鼻中隔前下方小血管瘤，应包括瘤体及根部黏膜一并切除。鼻窦内或肿瘤较大者，依据瘤体大小、位置，可采用经鼻内镜手术开放上颌窦，可完善切除肿瘤。也可采用柯-陆手术、Deker 切口或鼻侧切开手术。

（五）软骨瘤

1.诊断要点　软骨瘤很少见，好发于额窦，病因不明。症状常表现为单侧进行性鼻塞、流涕，嗅觉减退、头晕、头痛等；肿瘤较大，广泛侵入周围结构，可发生面部变形、眼球移位、复视等，鼻镜检查肿瘤体表面光滑、球形、广基，触之易出血。肿瘤生长缓慢，但可使周围软组织和骨壁压迫性吸收破坏，侵犯邻近器官。

2.治疗　主要采用手术治疗。软骨瘤对放射治疗不敏感，因此，手术应尽早进行，切除范围应彻底，多选择鼻外进路，术后要长期随访观察。

（六）脑膜瘤

1.诊断要点　脑膜瘤原发于鼻部的脑膜瘤少见。青少年起病，病史长。临床多数病例为发生于颅内的肿瘤，向下扩展入鼻腔、鼻窦。影像学检查：X 线摄片、CT 扫描可显示肿瘤的部位、范围及与周围组织的关系。

2.治疗　本病对放射线不敏感，主要采用手术治疗。治疗原则手术应彻底切除限于鼻腔及鼻窦肿瘤，可采用鼻内镜下切除，也可采用鼻侧切开术。若肿瘤已侵犯前颅底或颅底脑膜瘤向鼻及鼻窦扩展者，可采用颅面联合进路。

（七）骨纤维异常增殖症

1.诊断要点 骨纤维异常增殖症是一种病因不明、缓慢进展的自限性良性骨纤维组织疾病。本病分为三型：①单骨型，单个或多个损害累及一块骨，其中上颌骨发病最多。②多骨型但不伴内分泌紊乱，多个损害累及一块以上骨骼。③多骨型伴有内分泌紊乱，损害散布于多个骨骼，常为单侧分布，伴有较大皮肤色素斑。多见于女性，表现第二性征早熟。本病的主要表现为病骨区畸形肿胀，发生于面部者表现两侧不对称，眼球移位、突出，鼻腔狭窄，牙齿松动，齿槽嵴畸形，流泪，腭部隆起。随着病变发展可出现头痛和偶尔发生鼻出血。如广泛侵入鼻窦、眼眶及颅前窝底，临床呈恶性生长倾向，表现为鼻塞、嗅觉减退、面部不对称、眼球突出、移位、复视、视力障碍和张口困难等。影像学检查：X线摄片、CT扫描可显示肿瘤的部位、范围、与周围组织的关系。

2.治疗 手术的目的在于尽可能彻底清除病变组织，以达到整容和恢复受累器官的生理功能。可根据肿瘤的大小及其侵犯部位，选用不同手术进路。

二、鼻腔和鼻窦恶性肿瘤

（一）定义

鼻腔、鼻窦恶性肿瘤以鼻腔与鼻窦恶性肿瘤较常见，占全身恶性肿瘤的1%～2%，占耳鼻咽喉部恶性肿瘤的25%～50%。癌肿大多数发生于40～60岁，肉瘤发生者年龄较轻。病理组织学显示鳞状细胞癌居首位，腺癌及腺样囊性癌次之，肉瘤亦有相当比例。原发于鼻窦者较鼻腔多见，以原发上颌窦最多，筛窦次之，额窦、蝶窦少见。临床上涉及两个鼻窦的肿瘤并不少见，很难确定其原发部位。

（二）临床表现及分型

按组织来源区分如下。

1.上皮肿瘤：鳞状细胞癌、腺癌、腺样囊性癌、淋巴上皮癌、变移上皮癌、黑色素瘤等。

2.肉瘤较少见,以恶性淋巴瘤为多。

（三）**诊断要点**

1.病史及临床表现单侧鼻塞、鼻出血,伴流脓涕或臭脓涕。根据肿瘤部位不同出现相应的症状:面部麻木感、面部隆起、眼球突出或移位、复视、牙齿疼痛或松动、硬腭下塌、张口受限、颈部或颌下淋巴结转移等。

2.X线及CT检查可以了解肿瘤的范围、发生部位、周围组织破坏情况等。

3.最后确诊依靠病理检查(明显的黑色素瘤除外)。

（四）**治疗**

放疗、化疗、手术相结合的综合治疗。对放射线不敏感的肿瘤,则应以手术切除为主。亦可结合动脉灌注化疗。

鼻腔和鼻窦癌的 TNM 分级、分期:

T——分级:

T_{is}:原位癌。

T_1:肿瘤局限于黏膜,无骨质侵蚀或破坏。

T_2:下部结构骨质侵蚀或破坏,包括硬腭和(或)中鼻道内鼻窦开口。

T_3:肿瘤侵犯面颊皮肤,上颌窦后壁,眶底或前筛窦。

T_4:眶内容物和(或)以下结构有肿瘤浸润筛板,后筛窦或蝶窦,鼻咽,软腭,翼腭窝或颞窝,颅底。

N——分级:

N_0:局部淋巴结无明显转移。

N_1:同侧单个淋巴结转移,大小为 3cm 或小于 3cm。

N_2:同侧单个淋巴结转移,最大直径超过 3cm,但小于 6cm 或同侧有多个淋巴结转移,其中最大直径无超过 6cm 者,或两侧或对侧淋巴转移,其中最大直径无超过 6cm 者。

N_{2a}:同侧单个淋巴结转移,最大直径超过 3cm 小于 6cm。

N_{2b}:同侧多个淋巴结转移,其中最大直径未超过 6cm 者。N2c:两侧或对侧淋巴结转移,其中最大直径未超过 6cm 者。

N_3:转移淋巴结之最大直径超过 6cm。

Nx:局部转移淋巴结完全无法分级。

M——分级:

M_0:无明显远处转移。

M_1:有远处转移。

Mx:远处转移无法判断。

(五)鼻腔及鼻窦恶性肿瘤手术的一般注意事项

1.通过详尽的全身和局部检查,确定由手术指征且预计患者能耐受手术时,根据症状、体征及影像学检查所见,决定切口方式和切除范围。对于鼻窦毗邻重要组织结构和器官(如眼球)的切除尤应慎重。

2.事先拟定手术方案,应与患者、家属共同商议,以便统一认识。

3.恶性肿瘤患者往往合并局部感染或贫血,术前须行处理。一般于术前 3 天开始给抗生素预防感染。

4.对较大肿瘤采取全麻方式。

5.切除牙槽骨及硬腭,术前预制牙托。

6.肿瘤切除后,可取切缘或可疑部位小块组织做活检,以便了解肿瘤是否已被彻底切除。

第四节 喉癌

喉癌是头颈部常见的恶性肿瘤之一,在耳鼻喉科领域中仅次于鼻咽癌和鼻腔、鼻窦癌,居第 3 位。占全身肿瘤的 1％～5％。好发年龄为 50～70 岁。男性较女性多见,其比例为(7～10):1。喉癌中 96％～98％为鳞状细胞癌,其次为基底细胞癌、腺癌等。

目前为止病因还未明确,可能与吸烟、饮酒、空气污染、病毒感染、癌前期病变、放射线等有关。

一、临床表现及类型

按原发癌所在解剖部位的不同,临床上将喉癌分为 3 型:声门上型、声门型和声门下型。喉癌常因类型不同,症状出现的早晚和病情的轻重也不一样。

1.**声门上型** 原发部位位于会厌、室带、喉室、杓会厌襞的肿瘤。因早期不影响声带发音,常仅有轻微的或非特异性的症状,如喉部不适、异物感、吞咽不适感等,故早期症状隐匿不典型。当肿瘤侵犯杓状软骨、声门旁间隙或累及喉返神经时,可出现声音嘶哑。肿瘤向深层浸润或出现溃疡时,有吞咽疼痛,可反射到耳部。晚期肿瘤侵蚀血管后,则痰中带血。呼吸困难、吞咽困难、痰中带血等常为声门上型喉癌的晚期症状。声门上型喉癌分化差、发展快、淋巴组织丰富,早期即可发生淋巴转移,又因早期临床症状不明显,故肿瘤常在出现颈部淋巴结转移时才引起警觉。纤维喉镜检查可发现早期病变。

2.**声门型** 肿瘤多发生在声带前中部。因病变部位位于声带,影响声带的闭合与发音,故早期即可出现声音嘶哑。随着肿瘤增大,声嘶逐渐加重、甚至失声。声带活动受限或固定,加上肿瘤组织堵塞声门,可出现呼吸困难。肿瘤表面组织糜烂时,可出现痰中带血。声带淋巴管较少,所以肿瘤发展缓慢,淋巴结转移较晚。

3.**声门下型** 病变位于声带平面以下、环状软骨下缘以上部位的肿瘤。声门下型喉癌少见。因位置隐蔽,早期症状不明显。肿瘤向上侵犯声带时,可出现声嘶。随着肿瘤的增大,堵塞呼吸道时引起呼吸困难。位于后壁的肿瘤可侵犯食管前壁;向前和两侧可穿破环甲膜侵及颈前肌肉和甲状腺;向下蔓延到气管。声门下型喉癌可发生气管前或气管旁淋巴结转移。

二、诊断与鉴别诊断

根据病史、临床表现、查体可诊断。检查与辅助检查:凡年龄超过

40岁,声嘶或咽喉部不适、异物感者等喉部症状持续4周以上者,均需用喉镜检查,以免漏诊。喉部可见肿物,呈菜花样、结节样或溃疡样,常为灰白色或暗红色。检查时注意声带、室带、会厌喉面、前连合、喉室及声门下区等部位,以免漏诊。注意声带是否活动、触摸颈部有无淋巴结转移、喉体是否肿大、颈前软组织、甲状腺有无肿块等。对可疑病变,应进行活检。对可疑或确诊病例进行喉部X线检查、喉CT、喉MRI检查,了解病变的范围以及颈部淋巴结转移情况。本病须与喉结核、喉乳头状瘤相鉴别。

三、治疗

1.手术治疗　手术治疗是治疗喉癌的主要手段。原则上在彻底切除癌肿的前提下,尽可能保留或重建喉的功能,以提高患者的生存质量。根据癌肿的分期选择支撑喉镜下激光肿瘤切除术、喉裂开肿瘤切除术、喉垂直部分切除术、喉水平部分切除术、全喉切除术等适合的手术方式。

2.放射治疗

(1)单纯放疗。适用于早期声带癌;位于会厌游离缘,比较局限的声门上癌;晚期肿瘤,不宜手术治疗的各期病例;全身情况差,不宜手术者。

(2)术前放疗。对病变范围较广,波及喉咽且分化程度较差的癌肿,可先行术前放疗。其目的是使肿瘤缩小,癌细胞活力受到抑制,有利于彻底切除病变。

(3)术后放疗。适用于原发肿瘤已侵及喉外或颈外软组织;多个颈淋巴结转移或肿瘤已浸透淋巴结包膜;手术切缘十分接近瘤缘或病理证实切缘有肿瘤残存者。

3.化学治疗　喉癌多为鳞状细胞癌,对化疗缺乏敏感。化疗的治疗作用尚在探讨之中。

第二章 口腔颌面部常见肿瘤

第一节 口腔颌面部囊肿

囊肿是一种发生在口腔颌面部软、硬组织内的病理性囊腔,其中充满液体或半流体物质。囊壁由结缔组织构成,多数有上皮衬里,少数无上皮衬里。临床上按照发生部位和组织来源不同分为口腔颌面部软组织囊肿和颌骨囊肿两大类。

一、软组织囊肿

(一)黏液腺囊肿

黏液腺囊肿系由外伤或炎症导致位于口腔黏膜下的黏液腺导管阻塞或破裂,使分泌物潴留,其周围被纤维被膜包裹,逐渐膨胀而形成囊肿。

1.临床表现 好发于下唇及舌尖腹侧,以青少年居多。囊肿位于黏膜下,呈半透明、浅蓝色的小疱,界清,质柔软,稍具弹性。囊肿易受伤破裂,溢出蛋清样透明黏稠液体而自行消失,破裂处愈合后,可再次形成囊肿。

2.治疗原则 常用的治疗方法是局麻下手术切除。采用菱形切口,切除囊肿表面黏膜,剥离囊肿并切除。

(二)舌下腺囊肿

舌下腺囊肿中医又称蛤蟆肿。多因结石、外伤、炎症等原因使舌下腺导管阻塞所致。

1.临床表现　多见于儿童及青少年。临床上可分为三种类型。

(1)舌下型:又称单纯型。常发生在一侧口底,位于舌下区。囊肿呈浅紫蓝色,柔软伴波动感;较大的囊肿可将舌抬起。创伤破裂后囊肿可流出黏稠略带黄色或蛋清样液体,创口愈合后囊肿再次复发。

(2)口外型:又称潜突型。常表现为颌下区肿物。囊肿与皮肤无粘连,呈下垂状,质地柔软,不可压缩,低头时稍有增大。口内外双合诊时,经口外上推肿物,口内舌下区可有隆起感。

(3)哑铃型:为上述两种类型的混合,即在口内舌下区及口外颌下区均可见囊性肿物。

2.诊断与鉴别诊断　根据病史及临床表现即可作出诊断。无论舌下型还是口外型,穿刺抽出液均为黏液。口底皮样、表皮样囊肿:位于口底正中,呈圆形或卵圆形,边界清楚,肿物表面颜色与口底黏膜相似而非浅紫蓝色。扣诊时面团样柔韧感,无波动感,可有压迫性凹陷。颌下区囊性水瘤:常见于婴幼儿,穿刺可抽出淡黄色清亮、稀薄液体,涂片镜检可见淋巴细胞。

3.治疗原则　根治方法是手术完整摘除舌下腺。口外颌下型舌下腺囊肿,全部切除患侧舌下腺后,将囊腔内囊液吸净,在颌下区加压包扎,而不必在颌下区切口摘除囊肿。

(三)甲状舌管囊肿和甲状舌管瘘

甲状舌管囊肿为胚胎时甲状舌管退化不全所致。通常人胚胎发育至第六周时甲状舌管自行消失,仅在起始点处留一残凹即舌盲孔。如果甲状舌管不消失时,则残留上皮分泌物聚积而形成先天性甲状舌管囊肿。

1.临床表现　甲状舌管囊肿多见于1～10岁的儿童,亦可见于成年人,与性别无关。囊肿可发生于颈正中线,自舌盲孔至胸骨切迹间的任何部位,但以舌骨上下部最常见。患者多无自觉症状。囊肿生长缓慢,呈圆形,胡桃大,质软,界清,与皮肤及周围组织无粘连。位于舌骨以下的囊肿,舌骨体与囊肿之间可扪及坚韧的条索并与舌骨粘连,故可随吞咽及伸舌等动作而移动。囊肿位于舌根附近,可将舌根抬高,可致吞咽、语言及呼吸功能障碍。囊肿可因舌盲孔与口腔相通而继发感染;囊肿感染自行破溃或切开引流,可形成甲状舌管瘘,瘘口经久不愈,长期溢少量黏液或脓性黏液,如果瘘口阻塞可使感染急性发作。

根据病史及囊肿所在部位,随吞咽移动可做出诊断。穿刺检查可抽出透明、微浑浊的黄色稀薄或黏稠性液体。碘油造影可明确瘘管行径等,给手术带来方便。

2.治疗原则　　手术彻底切除囊肿及瘘管,关键是须将瘘管经过的舌骨中份一并切除,否则容易复发。

(四)鳃裂囊肿及鳃裂瘘

鳃裂囊肿系胚胎发育中鳃裂残余上皮组织形成的囊肿,属于鳃裂畸形。胚胎在发育中,各鳃弓互相融合形成面下部和颈部的各个结构和器官后,鳃裂消失。若鳃裂未完全消失,上皮组织残留即可形成囊肿或瘘。囊壁厚薄不等,含淋巴样组织,多覆有复层鳞状上皮;常因壁内淋巴结炎产生纤维化而使囊壁增厚。

1.临床表现　　鳃裂囊肿位于面颈部侧方,可发生于任何年龄,但多见于 20～50 岁。囊肿发生于下颌角水平以上及腮腺区者常来源于第一鳃裂;囊肿位于舌骨水平以上者多来源于第二鳃裂;发生于颈根区者多来源第三、第四鳃裂。临床上第二鳃裂来源的囊肿最多见,其他较少见。

第二鳃裂囊肿位于颈上部,大多在舌骨水平、胸锁乳突肌上 1/3 前缘附近。囊肿大小不定,多呈圆形,发生缓慢。患者无自觉症状,如发生上呼吸道感染,囊肿骤然增大,感觉不适。若继发感染,可伴疼痛,并放射至腮腺区。触诊时肿物质地软,波动感,但无搏动。囊肿破溃后,形成长期不愈的鳃裂瘘。穿刺抽出白色水样液或乳白色液,少数呈黄色清液或混浊液,个别黏稠如蛋清。第三、第四鳃裂囊肿较为少见,囊肿位于颈根部、锁骨上区,可含残余胸腺及甲状旁腺组织。如为鳃裂瘘,第一鳃裂瘘内口在外耳道,外口在耳屏前;第二鳃裂瘘内口可通向梨状隐窝;第三、第四鳃裂瘘内口在食管入口部。根据病史、临床表现及穿刺检查可作出诊断。

2.治疗原则　根治的方法是外科手术彻底切除,若残留囊壁,可导致复发。

二、颌骨囊肿

(一)牙源性颌骨囊肿

1.分类

(1)根端囊肿:根端囊肿是因牙根尖部的肉芽肿在慢性炎症刺激下,引起牙周膜的残余上皮增生,增生的上皮团中央发生变性和液化,上皮沿肉芽肿内的液化腔壁增生,覆盖整个囊腔形成根端囊肿。若仅拔除患牙,未适当治疗残留在颌骨内的囊肿,则称为残余囊肿。

(2)始基囊肿:发生于成釉器发育的早期阶段——牙釉质和牙本质形成之前。在炎症和损伤刺激下,成釉器的星网状层发生变性、液化,液体渗出并蓄积而成囊肿。

(3)含牙囊肿:又称滤泡囊肿。发生在牙冠或牙根形成之后,在缩余釉上皮与牙冠之间出现液体渗出而形成囊肿。可含一个或多个牙齿(来自一个或多个牙胚)。

(4)角化囊肿:角化囊肿系源于原始的牙胚或牙板残余。囊内容角化物质多为清亮液体。囊壁上皮具有角化结构。

2.临床表现　多发生在青壮年。可发生于颌骨任何部位。根端囊肿好发于前牙;始基囊肿、角化囊肿好发于下颌支及下颌第三磨牙区;含牙囊肿好发于第三磨牙区和上颌尖牙区。囊肿可为单发、亦可为多发,以单发多见。牙源性囊肿生长缓慢,囊肿继续生长,骨质逐渐向周围膨胀,导致面部畸形。囊肿持续长大,可压迫颌骨骨板变薄,扣诊时有乒乓球样感觉;上颌骨囊肿可侵及鼻腔及上颌窦,将眶下缘上推,压迫眼球,产生复视。囊肿继发感染,出现胀痛、发热、全身不适,可形成瘘管。角化囊肿具有复发性和癌变能力。

3.诊断与鉴别诊断　　肿物部位触诊时发生乒乓球感或波动感。穿刺抽出草黄色囊液,镜下见胆固醇结晶体。角化囊肿可见黄、白色皮脂样物质,角蛋白染色阳性。

X线检查根端囊肿显示,根尖区圆形或卵圆形透光阴影,边缘整齐;始基囊肿、角化囊肿显示一个或多个清晰圆形或卵圆形的透明阴影,边缘整齐;含牙囊肿可见牙冠包含在囊内。囊肿可推挤颌骨内未萌出的完整牙,波及已萌出的牙齿移位或根吸收。阴影边缘不整齐多考虑为角化囊肿。

4.治疗原则　　采用外科手术摘除。如有急性感染,需控制炎症后再行手术治疗。术后应将摘除标本送病理检查,确定性质及病变类型,排除成釉细胞瘤或囊肿恶变。

(二)非牙源性颌骨囊肿

非牙源性颌骨囊肿是指发生在颌骨中与成牙组织及牙无关的囊肿。是源于胚胎发育过程中残留于各面突融合处上皮剩余形成的面裂囊肿和不带上皮衬里的血液外渗性骨囊肿、颌骨动脉瘤性囊肿。

1.面裂囊肿　　可发生于不同的面突融合部位,有固定的解剖部位,与牙齿发育或牙的病变无直接关系。多见于青少年。其临床表现与牙源性颌骨囊肿相似,主要表现为颌骨骨质膨胀。临床上常见以下四种类型。

(1)正中囊肿:位于切牙孔之后,两侧上颌腭突融合处的任何部位。表现为硬腭中线部圆形隆起,X线片可见硬腭正中有囊性阴影。亦可发生于下颌正中线处。

(2)鼻腭囊肿:源于切牙管残余上皮,囊肿位于切牙管内或附近。X线片上可见到切牙管扩大的囊肿阴影。

(3)球上颌囊肿:源于球状突与上颌突残余上皮,发生在上颌侧切牙与尖牙之间,牙齿常被推挤而移位。X线片上显示在上颌侧切牙与尖牙牙根之间可见囊肿阴影,而不在根尖部位。

(4)鼻唇囊肿:源于球状突、侧鼻突及上颌突联合处残余上皮。囊肿位于上唇底和鼻前庭内,不在颌骨内,在唇侧骨板表面。在口腔前庭外侧可触及囊肿的存在。X线片无骨质改变影像。

诊断与治疗:诊断的主要依据是病史、特定的部位,而且与牙齿无关。一旦确诊,应及时早期行外科手术治疗,以免引起邻近牙齿的继发移位和造成咬合紊乱。手术方法与牙源性颌骨囊肿处理相同。

2.血外渗性囊肿　系由颌骨损伤后引起骨髓内出血、机化、渗出后而形成,与牙组织无关。故也称之为损伤性骨囊肿、孤立性囊肿等。

(1)临床表现 血外渗性囊肿在颌骨囊肿中最为少见,好发于青壮年。患者可有明显外伤史,咬合创伤也可导致。无缺牙,亦无牙齿移位现象,牙齿活力存在。因囊肿无明显上皮衬里,仅为一层纤维组织,故X线片显示边缘不清楚的单囊阴影。穿刺抽出液体者,镜下可见少量红细胞和类组织细胞。

(2)治疗原则。宜外科手术治疗。其手术方法与牙源性颌骨囊肿处理相同,术中尽可能避免损伤牙齿。

第二节　口腔颌面部肿瘤

一、口腔颌面部良性肿瘤

口腔颌面部常见良性肿瘤及瘤样病变包括牙龈瘤、成釉细胞瘤、腮腺混合瘤等。

(一)牙龈瘤

1.分类　牙龈瘤并非真性肿瘤,是来源于牙周膜及牙槽骨骨膜的类肿瘤样炎性增生物,其发生与慢性炎症、机械刺激以及内分泌有关。临床上通常分为以下三种类型。

(1)肉芽肿型牙龈瘤。由肉芽组织所构成,含较多炎性浸润的细胞和许多新生的毛细血管,纤维组织较少。

(2)纤维型牙龈瘤。含较多胶原纤维,伴少量慢性炎症细胞浸润,但毛细血管和细胞成分较少。

(3)血管型牙龈瘤。血管丰富,似血管瘤,血管间纤维性间质多有水肿及黏液性变,并有炎性细胞浸润。

2.临床表现 肉芽肿型牙龈瘤常见于青壮年,多发生于唇颊侧及牙龈乳头,肿块呈粉红色或红色,质软,有蒂或基底较宽,易出血。纤维型牙龈瘤可同时发生在唇颊侧和舌侧形成鞍状;一般有蒂,蒂位于附着龈处;肿块颜色与正常牙龈相似,表面光滑,不易出血。肿块长大可使牙齿松动或移位。血管型牙龈瘤质地软,有蒂或无蒂,紫红色,触之易出血。多见于妊娠期妇女,分娩后可缩小或停止生长。

3.治疗原则 应手术切除,但易复发。一般应将病变所波及的牙齿同时拔除,并将病变波及的牙周膜、骨膜及邻近骨组织去除,缝合创面。如创面较大不能缝合时,可在创面上用牙周塞治剂或覆盖碘仿纱条。

(二)成釉细胞瘤

成釉细胞瘤为颌骨中心性上皮瘤,在牙源性肿瘤中较为常见,属临界肿瘤。瘤组织来源看法不一,多数学者认为由釉质器或牙板上皮发生而来;但也有人认为由牙周膜内上皮残余或口腔黏膜基底细胞发生而来;还有人认为由始基或含牙囊肿等转变而来。其生物学行为是局部有浸润性,肿瘤本身为实质性或囊性,通常为既有实质成分又有大小不等的囊腔,囊腔中含有黄色液体。

1.临床表现 可发生于任何年龄,多见于 20～50 岁青壮年。男女性别无明显差异。下颌骨多于上颌骨,下颌体及下颌角部为好发部位。极少数可发生于胫骨或脑垂体内。

肿瘤生长缓慢,初期常无症状;渐进发展可使颌骨膨隆,造成两侧面部不对称畸形;骨质受压变薄,触之可有乒乓球样感;穿刺可抽出黄色或黄褐色液体,其内含胆固醇结晶。

肿瘤可使下颌运动异常,吞咽、咀嚼及呼吸障碍;肿瘤表面黏膜受到对颌牙的咬伤,可出现牙痕或溃烂;如发生溃疡,可继发感染出现化脓、溃烂、疼痛;肿瘤向牙槽突发展可导致牙齿松动、移位或脱落;肿瘤压迫神经可出现麻木等感觉异常;骨质破坏较多,可引起病理性骨折。

上颌骨成釉细胞瘤可波及鼻腔导致鼻阻塞,侵入上颌窦波及眼眶、鼻泪管时可使眼球移位、突出或流泪;向口内生长可引起咬合错乱。

X线检查表现为单囊或多囊的密度减低区,少数呈蜂窝状,囊间切迹大小悬殊,间隔清晰锐利;瘤区牙根常见锯齿状吸收。

2.治疗原则　主要为外科手术治疗。手术应在肿瘤外 0.5cm 的正常骨质处切除,以免复发。较小的下颌骨成釉细胞瘤行方块切除,可保留下颌骨下缘的完整性。下颌骨部分切除后,可行即刻植骨术。

该瘤属于临界瘤,具有浸润生长的特点,多次复发后易恶变,故不主张施行刮除术。术中行冰冻切片检查,如发现恶变,应按恶性肿瘤手术原则处理。

(三)涎腺混合瘤

多形性腺瘤又称混合瘤,是源于唾液腺上皮组织的肿瘤。除具有腺上皮成分外,还有黏液样组织和软骨样组织,具有多形性或混合性,故名多形性腺瘤或混合瘤。瘤细胞呈浸润性生长,常侵犯被膜和被膜以外的组织,带有恶性倾向,多形性腺瘤属于临界性肿瘤。

1.病理　瘤体多为圆形或卵圆形,表面呈结节状;有被膜,但多不完整。剖面多为浅黄色或灰色,含有胶冻样黏液或软骨样组织。镜下可见完整被膜或有瘤细胞侵入;包膜与瘤体之间黏着性较差,容易与瘤体分离;肿瘤细胞似基底细胞,密集成团或呈条索状排列,或呈腺泡、腺管状结构。部分瘤体可见囊腔,其间有嗜伊红的同形质。肿瘤恶变时,细胞排列密集,体积大小不一,偶见有丝分裂,呈腺癌或鳞状细胞癌结构。

2.临床表现　可发生于任何年龄。但以 30～50 岁多见,男女患者无明显差别。多形性腺瘤是唾液腺肿瘤中最常见的肿瘤,占全部涎腺肿瘤的 50% 以上;腮腺肿瘤占 85%;颌下腺肿瘤占 8%;舌下腺极少见;小涎腺中以腭部最多,颌骨内也偶有发现。肿瘤生长缓慢,为无痛性肿块,病史较长。肿瘤位于腮腺浅叶、颌下腺、口腔内小涎腺者,位置表浅易被发现。肿瘤界限清楚,呈分叶状或球状,体积不等。质地中等,表面呈结节状;隆起处常较软,囊性变时可触及波动;低凹处较硬,为实质性肿块。一般可活动,无粘连。肿瘤长大,下颌骨受压可发生压迹。当肿瘤在缓慢生长一定时期后,突然出现生长加速,伴有疼痛、面神经麻痹等症状时,应考虑恶变。发生在腭部的多形性腺瘤,多位于一侧软硬腭交界处;肿瘤位于硬腭者,常与骨膜粘连,基底固定,表面光滑,少有结节状.腭部骨质受压可出现压迹。

3.诊断　根据病史、临床表现及涎腺造影(腺体内占位性病变)即可作出初步诊断。肿瘤是否恶变、诊断困难时,细针穿刺抽吸细胞学定性检查可明确诊断;术中冰冻切片可帮助诊断,且有助于决定术式。还可行 B 超及 CT 检查,分辨其确切的位置,对手术有重要指导意义。

4.鉴别诊断

(1)良性腮腺肥大。多为双侧腮腺弥漫性肿大,质地较软,无肿块,无唾液分泌异常。

(2)涎腺淋巴上皮病。是一种类肿瘤疾病。常有多个腺体受累,其中腮腺肿大较多见,呈弥漫肿胀,其次为泪腺肿大。常伴有明显的干燥综合征。激素治疗可使病变缩小。

(3)腮腺淋巴结核。好发于 20~40 岁成人,女性多见。常有结核病史。腮腺结核常见部位是耳屏前、耳垂后下、腮腺后下极。表现形式为肿块,呈枣样或核桃大小,质地较硬,表面光滑,界限清楚,可移动,有压痛。病程缓慢、过劳时自觉肿块不适。部分病灶可形成冷脓肿。

(4)腮腺淋巴结炎。又称假性腮腺炎,为腮腺被膜下或腮腺实质内淋巴结化脓感染。多位于耳前区,肿物直径多为 2cm 大小。但腮腺导管口无脓液分泌物流出。

(5)腺样囊性癌。肿物生长缓慢,病程长,但侵袭性较强。好发部位为腭腺、腮腺、颌下腺、舌下腺。多数肿物边界不清,呈结节状,易与周围组织粘连。肿瘤多沿神经扩散,发生在腮腺者早期可出现面神经麻痹,并伴有疼痛;发生在小涎腺者,易侵犯邻近骨组织。颈部淋巴结转移较少,早期或晚期可沿血液循环转移至肺部,其次为骨骼,转移至其他脏器较少见。

(6)黏液表皮样癌。多见于 30～50 岁成年人,女性多于男性。发病部位依次为腮腺、腭部、磨牙后区及颌下腺;其他部位小涎腺发生较少。早期多无自觉症状,少数患者伴有隐痛、麻木,甚至出现面瘫。肿物分浸润型或包块型,质地中等硬度;部分肿物柔软有囊性感,粘连固定,界限不清;瘤体破溃后,可流出半透明黏液。部分患者可发生区域性淋巴结转移,也有报告转移至骨、肺、脑或其他远处者。

5.治疗原则　外科手术切除。第一次手术的术式对于治疗的成功至关重要。该瘤为临界瘤,具有被膜不完整、瘤细胞浸润的特点,切忌手术单纯剜出肿瘤。多形性腺瘤位于腮腺浅叶时,行腮腺肿瘤及浅叶切除;肿瘤位于腮腺深叶,需做肿瘤及全腮腺切除;肿瘤位于腮腺后下极,可采用肿瘤及周围正常组织区域性切除;以上手术均应保留面神经。颌下腺多形性腺瘤应连同颌下腺完整切除。肿瘤发生在小涎腺,应在周围正常组织 0.5cm 处切除肿瘤,并包括黏膜与骨膜;骨膜受侵者还应切除骨膜下相邻一层的骨组织。

二、口腔颌面部恶性肿瘤

口腔颌面部恶性肿瘤以鳞状细胞癌最为多见。因鳞癌发生部位不同,其组织结构、恶性程度、转移部位及治疗方法等均有所不同。通常临床上按鳞癌的病理分化程度分为Ⅲ级:Ⅰ级恶性程度最低,Ⅲ级分化差、恶性程度较高,Ⅱ级介于前二者之间,未分化癌的恶性程度最高。本节重点介绍几种较常见的恶性肿瘤。

(一)舌癌

舌癌是最常见的口腔恶性肿瘤。鳞状细胞癌多发生于舌前 2/3;腺癌多位于舌根(后 1/3),舌根部有时也发生未分化癌和淋巴上皮癌。舌癌发生原因可能与长期慢性机械性刺激有关。男性多见,40～60 岁多发。好发部位为舌缘,其次为舌尖、舌背及舌根处。

1.临床表现 局部肿物、溃烂、灼痛,浸润性较强,常波及舌肌,舌运动受限,导致语言、进食及吞咽困难等。肿瘤表现为四种类型:①肿物溃烂,周缘隆起,底部凹凸不平;②在红斑或白斑上发生糜烂裂隙;③以增生为主向外突出,呈菜花状;④黏膜表面无明显溃烂,但基底有明显浸润块。晚期舌癌可蔓延至口底及下颌骨,导致全舌固定;舌根部癌肿或继发感染常伴剧痛,反射至耳颞部及整个同侧头面部。舌癌常发生早期区域淋巴结转移,转移率较高。舌癌还可经血行转移至肺、肝组织。

2.诊断要点 舌癌可依据临床特征作出诊断。对舌体结节和长期不愈的溃疡,应提高警惕,必要时作病理学检查。

3.治疗 综合治疗。为保存舌的功能,对早期患者选用间质内放射治疗,控制病变后再做原发灶切除及颈淋巴清扫术。对颈部没有淋巴结肿大的患者,不必急于行颈淋巴清扫术。如放射治疗不敏感时,可行原发灶切除及颈淋巴清扫术。晚期舌癌应首选手术治疗,波及口底及下颌骨的病例行同侧舌、颌、颈联合根治术,若对侧有转移淋巴结时,须行双侧颈淋巴清扫术。

(二)牙龈癌

牙龈癌是口腔癌中的常见肿瘤,在口腔鳞癌构成比中居第二位或第三位。下牙龈较上牙龈为多,男性多于女性。发病年龄多为 40～60 岁。

1.临床表现 生长缓慢,以溃疡型最多见。癌瘤早期向牙槽突及颌骨浸润,导致骨质破坏,主要症状为牙龈肿大或溃烂、出血、压痛、牙松动。

下牙龈癌侵及下牙槽神经,患者可发生下唇感觉不适或麻木;侵犯磨牙后区可有张口受限。上牙龈癌侵犯上颌窦或鼻腔,可有鼻血、鼻塞;波及上唇底部或鼻翼时,局部皮肤浸润、皮肤发红;癌瘤可呈外生性溃疡,或大小不等的肉芽状溃疡。溃疡表面污秽,易出血,常侵及牙槽突、牙齿及颌骨。X线片上常见两种类型。①浸润破坏型：周缘不整齐，如虫蚀状，深浅不一。②压迫吸收型：周缘光滑，受压颌骨呈浅盘状吸收。牙龈癌还可表现为龈瘤型，在增生外突的牙龈肿物表面呈现溃烂，个别呈疣状或桑葚样增生。多发生区域淋巴结转移。下牙龈癌多转移至患侧颌下和颏下淋巴结及颈深淋巴结；上牙龈癌可转移到患侧颌下和颈深淋巴结。

2.诊断要点　典型的溃疡型病变为渐进扩大的肉芽状溃疡，经久不愈。病变较小的龈瘤型牙龈癌，需经病理证实。上牙龈癌应与来源于上颌窦的癌相鉴别，可借助X线片协助诊断。

3.治疗　以外科手术切除为主要手段。多数牙龈癌为高分化鳞状细胞癌，对放射治疗不敏感；如行大剂量放射治疗，容易导致放射性骨坏死。早期牙龈癌也可采用低温治疗。

（三）颊黏膜癌

颊黏膜癌是指发生在颊黏膜的癌肿，多为中等分化程度的鳞状细胞癌，少数为腺癌及恶性多形性腺瘤。

1.临床表现　颊黏膜癌多发于40～60岁，男性多见。表现为肿块、溃烂和疼痛。可见大小不等的颗粒状肉芽，基底常有浸润性肿块，易侵犯肌层，甚至皮下及皮肤。癌瘤向上或向下可侵犯龈颊沟和牙槽骨，向后浸润可累及翼下颌韧带和软腭，导致张口受限。累及颏孔区可引起下唇麻木。颊黏膜癌多转移至同侧颌下及颈深淋巴结，有时也可转移至腮腺淋巴结，远处转移少见。

2.诊断要点　典型的颊黏膜癌，溃疡型、外生型、疣状型颊黏膜癌均不难诊断。但要确定癌前病变和慢性溃疡，特别是结核性溃疡是否恶变，需行活组织病理检查。

3.治疗　早期颊黏膜癌应采取手术治疗。中晚期患者应采用综合治疗。小范围早期颊黏膜癌也可采用放射治疗或激光、冷冻治疗。对放射不敏感或范围较大的癌瘤，术前可先化疗（平阳霉素），待肿瘤缩小后再行手术切除。晚期颊黏膜癌侵犯颌骨，并有颈淋巴结转移者，可行颊、颌、颈联合根治术。

（四）唇癌

唇癌是指发生于红唇黏膜的癌肿，以鳞状细胞癌多见，腺癌与基底细胞癌很少见。在我国，唇癌占全身恶性肿瘤的 $0.1\%\sim0.5\%$，占口腔颌面部恶性肿瘤的 $7.1\%\sim15\%$。唇癌的病因尚未明确，可能与吸烟、日光中紫外线照射有关。

唇癌多发生于 50 岁以上中老年人。男性明显多于女性，多发于从事户外工作的人，如农民、船员等。下唇癌明显多于上唇癌，且多以唇红缘中外 1/3 处为好发部位，唇内侧黏膜少见。

1.临床表现　绝大多数病例为分化良好的鳞状细胞癌。患者病史一般较长，大多数在 1 年以上，最长可达 10 余年之久。临床常见三种类型。

（1）外生型：此型最多见，特征为黏膜表面糜烂，呈菜花状向外突出。癌肿质硬，表面污秽，可见皲裂，可有血性分泌物渗出。多向黏膜或皮肤扩展增大，也可累及肌层。

（2）溃疡型：仅次于外生型。病变处黏膜表面凹陷为溃疡型，边缘不整，周围稍有隆起，呈火山口状，可有大小不等颗粒或肉芽肿。如触及溃疡基底部及周围有硬结时，表明癌肿向深层或外浸润扩展。

（3）疣状型：少见。癌肿黏膜表面可见隆起的白色刺状或细颗粒状、边缘清楚的疣状突起，表面可伴有皲裂、溃疡或出血，肿物质地较硬，基底可有轻度浸润硬块。唇癌的淋巴转移较其他口腔癌少见且时间较迟。通常上唇癌多向耳前、颌下及颈淋巴结转移，上唇癌的淋巴转移较下唇癌多见，且时间较早。下唇癌常向颏下及颌下淋巴结转移，然后再向颈深淋巴结转移。

2.诊断　唇癌位居表浅，容易被发现，诊断亦不困难。对经久不愈的唇黏膜表面凹陷性溃疡的可疑病变，应及早活检。要及时判断癌前病变是否恶变，也须经活检证实，以明确诊断。

3.治疗　早期病变较小的唇癌可选择采用激光治疗、低温冷冻治疗、放射治疗或手术治疗。其中手术为最常用最有效的方法。对中晚期患者及有淋巴结转移者则应采用外科手术治疗。晚期患者虽无证实淋巴结转移,也应行选择性颈淋巴清扫术;一旦临床证实转移,则需行一侧治疗性颈淋巴清扫术。

(五)口底癌

口底癌指发生于口底黏膜的鳞癌。

1.临床表现　口底癌发生在舌系带两侧的前口底为常见,局部可出现溃疡或肿块。由于口底区域不大,极易侵犯舌系带而至对侧,并很快向前侵及牙龈和下颌骨舌侧骨板;进一步侵入骨松质后,可使下前牙发生松动,甚至脱落。向后侵犯,除波及后口底外,还可深入舌腹肌层。晚期向深层侵犯口底诸肌群。口底癌,特别是前口底极易发生双侧颈淋巴结转移。最易侵及的是颏下及下颌下淋巴结,后期则多转移至颈深上群淋巴结。

2.诊断　与舌癌一样,口底癌的触诊,特别是双手合诊十分重要,可通过触诊了解肿瘤的性质和实际浸润部位。若需明确有无骨质破坏,可摄X线片以协助诊断(早期以拍咬合片为宜,晚期则可选用曲面断层片)。

3.治疗

(1)原发灶的处理。鉴于口底癌易早期侵及下颌舌侧牙龈及骨板,故在切除口底原发灶时,常需一起行下颌骨牙槽突或方块切除术。

(2)转移灶的处理。口底癌的颈淋巴转移率与舌癌相似,在40%,国外报告高达70%。一般应考虑选择性颈淋巴清扫术。

(六)涎腺腺样囊性癌

腺样囊性癌又称圆柱瘤或圆柱瘤型腺癌,是涎腺最常见的恶性肿瘤之一。多数人认为肿瘤来自涎腺导管,也可能来自口腔黏膜的基底细胞,腺样囊性癌根据其组织学形态可以分为腺样、管状型及实性型,前者分化较好,后者分化较差。腺样囊性癌占涎腺肿瘤的5%~10%,在涎腺恶性肿瘤中占24%,好发于涎腺,以发生在腭腺常见。大涎腺虽然较少,但为颌下腺好发的肿瘤。在腮腺肿瘤中仅占 2%～3%。

1.病理改变

(1)大体形态。此瘤呈圆形或结节状,大小不等,但直径多在 2～4cm,与周围组织界限不清。肿块多呈实质性,质地稍硬,无包膜。切面灰白或淡黄色,湿润,部分可见微小囊腔,少数以大囊为主。

(2)镜检。肿瘤细胞有两种,即导管内衬上皮细胞和肌上皮细胞。瘤细胞有多种排列方式,筛状结构是此瘤的典型图像。瘤细胞排列成圆形、卵圆形或不规则形的上皮团块,其中含有许多大小不等的圆形或卵圆形囊性腔隙,呈筛孔状,与藕的横断面相似。这些小的囊性腔隙多由肿瘤性肌上皮细胞围绕,内含黏液样物质。电镜下观察,腔内含有基板、星状颗粒性黏液样物和胶原纤维,其中胶原纤维可呈玻璃样,甚至占据整个囊腔,形成透明蛋白圆柱体。

腺样囊性癌中,除筛状结构外,还可见瘤细胞排列密集呈实性小条索、小团块和小导管样结构。小导管样结构由 2～3 层细胞围绕而成,有时腔内含有红染黏液。实性型腺样囊性癌较少见,往往是部分为较大的实性团块,部分仍为筛状结构或小条索,大团块的中央可发生细胞蜕变、坏死和囊性变。

2.临床表现　肿瘤早期以无痛性肿块为多,少数病例在发现时即有疼痛,疼痛性质为间断性或持续性。有的疼痛较轻微,有的可剧烈。病程较长,数月或数年。肿瘤一般不大,多在 1～3cm,但有的体积也较大。肿瘤常沿神经扩散,发生在腮腺的腺样囊性癌出现面神经麻痹的机会较多,并可沿面神经扩展而累及乳突和颞骨;颌下腺或舌下腺的腺样囊性癌,可沿舌神经或舌下神经扩展至距原发肿瘤较远的部位,并造成患侧舌知觉和运动障碍;发生在腭部的腺样囊性癌,可沿上颌神经向颅内扩展,破坏颅底骨质和引起剧烈疼痛。

肿瘤也常侵犯邻近骨组织,如发生于颌下腺和舌下腺者常累及下颌骨;发生在腭部者常累及腭骨等。发生于小涎腺的腺样囊性癌累及黏膜时,除触及质地硬、表面呈小结节状的肿块外,常可见明显的、呈网状扩张的毛细血管。患者除晚期出现并发症使病情恶化外,一般无明显全身症状。腺样囊性癌转移率高达 40％,最常见的是肺转移。复发病例往往在检出前即已有明显不明病因的疼痛症状。即使是肺转移者,生存期仍可较长,甚至可长达数年之久。腺样囊性癌颈淋巴转移率很低,但舌根部腺样囊腺癌转移率较高,可以考虑做选择性颈淋巴清扫术。腺样囊性癌对放疗不敏感,但配合术后放疗可明显降低术后复发率,提高患者生存率。

3.诊断与鉴别诊断 腺样囊性癌和其他类型的涎腺恶性肿瘤一样,术前诊断是一难题。涎腺肿块早期出现疼痛及神经麻痹者,应首先考虑腺样囊性癌的诊断。为进一步确诊,可做细针穿刺细胞学检查,镜下可见瘤细胞呈圆形或卵圆形,似基底细胞,并呈球团形聚集;黏液呈球团形,在其周围有一层或多层肿瘤细胞。这种独特表现是其他涎腺上皮肿瘤所没有的,具此特点可诊断为腺样囊性癌。正确判断腺样囊性癌的累及范围也较困难,现有的检查方法,如涎腺造影 X 线片、B 型超声、CT 及核素扫描等,效果都不理想。

4.治疗 外科手术切除仍然是目前治疗腺样囊性癌的主要手段。局部大块切除是根治腺样囊性癌的主要原则。术中应配合冰冻切片检查周界是否正常。原则上腮腺的腺样囊性癌应做腮腺全切,考虑到腺样囊性癌具有较高的神经侵犯性,对面神经的保留不宜过分考虑;颌下腺者至少应行颌下三角清扫术;发生在腭部者应考虑做上颌骨次全或全切除术。

由于腺样囊性癌局部侵袭较广,术后放疗有预防肿瘤复发的作用,可明显提高患者的生存率。术后全身应用化学药物治疗可以起到预防转移的作用,腺样囊性癌患者一般不做选择性淋巴结清扫术。

复发性或晚期肿瘤除做广泛切除外,术后可配合放射治疗。化疗主要用于配合手术治疗或姑息治疗。用环磷酰胺、长春新碱、5-Fu、阿霉素、丝裂霉素联合化疗,有时可使转移灶完全消失。单一用药以顺氯胺铂最好,有效率 37.05％。

（七）肉瘤

1.软组织肉瘤　来源于间叶组织的恶性肿瘤统称为肉瘤,命名时在来源组织名称之后加"肉瘤",例如纤维肉瘤、骨肉瘤等。临床上发现因良性病损而放射治疗可导致肉瘤变,例如,血管瘤放疗后可引起血管肉瘤;颌骨纤维性病变放疗后可发生纤维肉瘤等。口腔颌面部的软组织肉瘤以纤维肉瘤最为常见,其次为横纹肌肉瘤,其他软组织肉瘤较少见。

（1）临床表现:好发于年轻人或儿童,壮年次之,老年少见。肉瘤的发病年龄较癌为年轻。病程进展较快。呈实质性或分叶状肿块,多为膨胀性生长的肿物,肿物压迫或侵及皮肤时,表面皮肤或黏膜血管扩张充血,晚期出现溃疡并有出血或溢液。肿瘤侵犯周围组织引起功能障碍症状,如牙关紧闭、张口受限、呼吸不畅等。较少发生淋巴结转移,而常沿血液循环转移。

（2）诊断与鉴别诊断:软组织肉瘤的诊断并不困难。借助病理检查多可明确组织类型;少数困难病例,须经免疫组化、特殊染色帮助确诊组织类型。深部软组织肉瘤,如咽旁、舌根及颞下窝应行 CT 检查并采用针吸活检以确定诊断及明确组织类型;晚期软组织肉瘤大多侵犯骨质,发生骨质破坏,X 线片、CT、MRI 等均有助于确定肿瘤的侵犯范围。

（3）治疗:绝大多软组织肉瘤对放射线不敏感,以手术治疗为主。纤维肉瘤可沿血液循环发生远处转移,故手术前后可采用化疗以预防转移。对于局部复发率较高的肉瘤,术后可辅以化学药物治疗或放射治疗,特别强调综合治疗的作用。

2.颌骨肉瘤　发生于骨间质组织。在口腔颌面部以成骨肉瘤最常见,其次为软骨肉瘤。骨肉瘤从组织学上分为成骨性骨肉瘤和溶骨性骨肉瘤。成骨性骨肉瘤多发生于骨密质旁,恶性度相对较低;溶骨性骨肉瘤多发生于骨松质旁,恶性度相对较高。表面皮肤、黏膜血管扩张呈紫红色。转移途径以血行转移为主,淋巴转移较少。X 线检查在骨肉瘤的诊断中有重要意义。

(1)临床表现:发病多见于青年,男性多于女性,下颌多于上颌。最初症状为疼痛或感觉异常、麻木。肿块生长较快,肿瘤侵犯牙槽骨有牙齿松动或脱落,咬合错乱。发生在上颌骨者可出现鼻塞、鼻出血或眼球移位。下颌骨以溶骨性肉瘤多见,肿瘤穿破骨皮质后,面部发生畸形,皮肤静脉怒张,可发生病理性骨折。骨肉瘤一般沿血液循环转移至肺和骨,少数可有区域性淋巴结转移。

(2)诊断:颌骨肉瘤根据患病2周后X线有骨破坏,一般不难诊断。患者血液中碱性磷酸酶含量具有重要诊断意义。常规拍摄胸片观察肺部有无转移。

(3)治疗:以手术为主的综合治疗。主要应采用外科根治性切除术。一般应依据肿瘤部位、范围施行颌骨的部分或全部切除术。切除后所遗留的组织缺损,待肿瘤控制后再行修复。

第三章　食管癌的外科治疗

一、外科治疗适应证与禁忌证

1.适应证

(1)病变未侵及重要器官,肿瘤侵犯胸膜、心包或膈肌仍可手术切除;淋巴结无转移或转移不多,不超过 3～6 枚区域淋巴结转移;身体其他器官无转移者。

(2)放射治疗未控制病情或复发病例,无局部明显外侵或远处转移征象。

(3)少数高龄患者(＞80 岁)但身体强健无伴随疾病者也可慎重考虑。

(4)无严重心、脑、肝、肺、肾等重要器官功能障碍,无严重伴随疾病,身体状况可耐受开胸手术者。

2.禁忌证

(1)一般状况和营养状况很差,呈恶病质状态。

(2)病变严重外侵,侵犯邻近结构如主动脉、椎体、气管等,不能手术切除;多野(两野以上)和 7 枚以上区域淋巴结转移;全身其他器官转移。

(3)心肺脑肝肾重要脏器有严重功能不全者。

二、常用手术方式

(一)常规开放手术

1.左后外侧一切口(Sweet 手术)　右侧卧位,左胸后外侧切口游离胸腔段食管并清扫胸腔野淋巴结（食管旁、隆突下、肺门、主动脉窗、下肺韧带），切除食管旁淋巴结及其邻近脂肪组织。切开膈肌游离胃并清扫腹腔野淋巴结。经第 6 肋间或第 7 肋间进胸，行主动脉弓上或弓下吻合。适合于主动脉弓以下（或气管分叉以下）的胸中下段病灶，且不伴有右上纵隔淋巴结转移的患者。切口少、创伤相对较小和围术期并发症相对少是其主要优点，可以为胸中下段食管癌手术提供良好暴露，不易误伤主动脉；主要缺点清扫胸腔上纵隔淋巴结、腹腔部分淋巴结困难，切开膈肌可能对呼吸功能产生一定影响。

2.*左后外侧＋左颈两切口*　左后外侧一切口行食管胃胸顶吻合仍不能切除干净时，加做左颈切口。适用于病变较早期但发生部位在食管胸上段者，术前检查未发现右上纵隔淋巴结转移；或者胸中下段病变术中探查发现食管上段可疑新发现病灶，需吻合在颈部。

3.*左侧胸腹联合切口*　左后外侧切口行食管癌根治手术时，经第 7 肋间进入胸腔。探查后认为有必要切开腹腔时，延长胸部切口到脐与剑突连线的中点，切断肋弓，从肋弓向食管裂孔方向剪开膈肌，即可显露胸腔和腹腔脏器，以进行较广泛的手术。包括肥胖腹腔脂肪多、严重粘连；需要行脾、胰尾和肝左叶切除手术等。

4.*左后外侧＋腹正中两切口*　先行腹部正中切口，后改变体位加做左后外侧切口。适合较晚期的贲门癌累及胸下段食管，经腹手术发现食管切缘不净，需选择开胸后再加左后外侧开胸切口行吻合；或者需要用结肠间置代替中下段食管癌。食管下段癌先选择右后外侧＋腹正中两切口手术，开腹游离胃时发现病变侵及膈肌脚或可疑侵犯降主动脉，宜改行左后外侧切口以保障手术安全。

5.*右后外侧＋腹正中两切口*　患者先取平卧位，行上腹正中切口游离胃。保留胃网膜右血管弓及胃右血管近端，解离结肠-大网膜及小网膜，结扎切断胃网膜左、胃短及胃左血管，并同时清扫肝总动脉旁、胃左动脉旁、脾动脉旁及腹腔干动脉旁脂肪淋巴组织。腹部手术结束后，患者改左侧卧位，根据食管癌部位经右侧第 5 或第 6 肋间切口进胸，结扎切断奇静脉弓，自横膈起至隆嵴水平沿心包后方，脊柱主动脉前方，两侧胸膜间游离食管，分别暴露胸段喉返神经全程，清扫双侧气管食管沟淋巴结。扩充膈肌裂孔，将游离完毕的胃提至胸腔，以机械性切割缝合器切除病灶并制作管状胃，然后行胃-食管胸顶吻合。Ivor-Lewis 手术右侧开胸途径由于没有主动脉弓的遮挡，在直视下更容易解剖和处理气管膜部、隆嵴、奇静脉、左右两侧喉返神经和胸导管。易于解剖左右两侧气管食管沟的淋巴结，对于清扫上纵隔的淋巴结比左侧要容易得多，但无法清扫主动脉窗淋巴结。开腹游离胃时，对胃左动脉区域淋巴结清扫要比左侧开胸时容易、彻底和安全。不切开膈肌，对术后咳嗽和呼吸功能的影响也要比左侧轻。游离食管时不过主动脉弓，对心血管系统的影响要少。Ivor-Lewis 手术的缺点是需要翻身和重新消毒，因此较左后外侧一切口费时费力；食管病变侵及主动脉时，右侧开胸处理更加困难；此外，右胸路径食管癌切除术后胃排空障碍发生率较左胸路径高。其原因可能为右胸路径手术完全破坏了右侧纵隔胸膜的完整性造成胸胃，加上胸腔的负压作用，容易引起胸胃扩张、胃潴留等胃排空障碍，而膈食管裂孔扩大不足和幽门成角畸形也可能是术后胃排空障碍的重要因素。

6.右后外侧＋上腹正中＋左(右)颈切口(三切口)　先在左侧卧位下经右胸后外侧切口完成食管游离和胸部淋巴结清扫；变换平卧位后，重新消毒铺巾，经腹部正中切口游离胃、清扫腹部淋巴结；制作管状胃后经食管床或胸骨后径路拉至颈部行食管、胃吻合，颈部淋巴结清扫，完成完全三野淋巴结清扫，如颈部未发现可疑肿大淋巴结也可只行胸腹部完全二野淋巴结清扫。适合于胸上段病变食管癌，虽手术时间长、创伤大、围术期并发症比例高，但清扫淋巴结彻底，提高了根治性。

7.右前外侧＋腹正中切口(改良 Ivor-Lewis)　经典 Ivor-Lewis 术中需由仰卧位变换为左侧卧位并需要重新消毒，费时较长，因此出现了改良 Ivor-Lewis 术式，该术式要求左侧卧位 30°。腹部正中切口加右胸前外切口，术中可通过调整手术床位置来满足手术操作要求，不需重新消毒。缺点是显露不及后外侧切口,对肺的牵拉较大;解剖食管时术野显露不良;清扫淋巴结时不彻底,尤其是对隆突下及左、右喉返神经链等重点部位淋巴结清扫,5年生存率不及经典 Ivor-Lewis 手术。曾经亦被国内外学者广泛采用,目前有可能被逐渐摒弃。

8.右前外侧+上腹正中+右颈切口(改良三切口) 适合于胸上段食管癌,优点和缺点与改良 Ivor-Lewis 相似,目前也逐渐被摒弃。

9.不开胸经颈腹两切口食管内翻剥脱术或经膈肌裂孔食管剥脱术+食管胃颈部吻合术 适用于心肺功能低下不能耐受开胸的早期食管癌患者,优点在于手术对患者呼吸功能影响较小,恢复快。不符合外科手术需要良好显露和肿瘤外科需要根治性切除的基本原则,常常也会发生一些严重并发症,加之近年来腔镜微创手术的逐步开展,这种术式并不值得推崇。

目前食管癌外科手术治疗形成的共识包括,经典 Ivor-Lewis 手术方式应该成为大多数食管癌外科治疗的首选,其根治性和安全性是最大优点;左后外侧一切口仍然保留重要的地位,尤其是食管下段癌,无右上纵隔淋巴结转移,或者食管癌侵犯膈肌脚及与主动脉关系密切;右后外侧+上腹正中+左(右)颈(三切口)手术方式适用于高位食管癌,可以行完全三野淋巴结清扫;其余手术方式可作为上述三种方式的有益补充。

(二)腔镜辅助手术

传统胸外科手术切口长、创伤大、恢复慢、术后生活质量差,而腔镜辅助手术具有微创、恢复快等优点,同时又具有与传统开胸食管癌根治术相同的治疗效果,发展前景良好。腔镜辅助的食管癌根治术,目前方法较多,手术方法尚在规范和探索过程中。

1.单纯胸腔镜辅助的食管癌根治手术 ①主要利用胸腔镜经右侧胸腔来游离胃及清扫纵隔淋巴结,手术方式采取经右胸(胸腔镜)、腹部正中切口、左(右)颈(三切口)食管次全切除、胃代食管、胃食管颈部吻合。胸腔镜组先完成胸腔镜下(经右胸)食管的游离和纵隔区的淋巴结清扫;完成后关胸改平卧位,在开腹下完成胃游离和腹区淋巴结清扫;然后在颈部做切口游离并离断颈段食管,从腹部切口拉出食管和胃,切除肿瘤,制作管状胃并上提至颈部行胃.食管吻合。②胸腔镜体位采用的有左侧卧位和俯卧位两种,采用单肺通气,右肺萎陷后胸腔镜打孔,部位由于术者的习惯而会略有差异。如可在第 7 肋间腋中线做 1cm 长的切口观察孔,注入 CO_2 制作人工气胸,便于肺的萎陷;第 4 肋间腋中线做 0.5cm 长的切口主操作孔置入超声刀,第 9 或 10 肋间肩胛下角线做 1.2cm 长的切口协助操作孔,第 7 肋间肩胛下角线做 0.5cm 长的切口协助操作孔。俯卧位术者位于患者右侧,可选择于右肩胛下角线第 7 肋间置入胸腔镜,右肩胛下角线第 5 肋间和第 9 肋间为主要操作孔,必要时在右腋中线第 3 肋间线再做 0.5cm 切口协助操作。③俯卧位与左侧卧位相比,由于重力作用,肺组织下垂,因而能更好地暴露纵隔间隙,更有利于游离食管及清扫淋巴结;但不方便麻醉医生对呼吸道的管理和术中需要中转开胸不能迅速改变体位等缺点,而术中大出血时不能及时中转开胸有可能是致命的。

2.微创 McKeown 术 ①胸腔镜组先完成胸腔镜下(经右胸)食管的游离和纵隔区的淋巴结清扫;完成后改平卧位,重新消毒铺巾,腹腔镜完成胃游离和腹区淋巴结清扫,然后在颈部做切口游离并离断颈段食管;腹腔镜组需在剑突下加做 3~5cm 的正中小切口,拉出食管和胃,切除肿瘤,制作管状胃并上提至颈部行胃食管吻合。②腹腔镜采用头高仰卧位,通常采用 4~5 个切口在完全腹腔镜下游离胃,切口目前尚无统一标准,文献描述有一定差异,如可在脐上 2cm 水平左、右旁开 1~2cm 各做一约 5mm 切口,右侧为观察孔放置胸腔镜,左侧为操作孔放置超声刀以游离胃,腹正中线剑突下 2~3cm 做一 5~10mm 切口置入五抓拉钩阻挡肝脏,在右侧锁骨中线下肋弓下 1~2cm 做一约 5mm 切口放置抓钳,在左髂前上棘与脐连线中线平脐上 3~4cm 处做一长约 5mm 的切口放置另一抓钳进行组织牵拉。

3.纵隔镜腹腔镜联合辅助颈腹两切口治疗食管癌 与不开胸经颈

腹两切口食管内翻剥脱术或经膈肌裂孔食管剥脱术＋食管胃颈部吻合术类似,利用纵隔镜结合腹腔镜来游离食管和胃,然后将胃拉至颈部进行重建。电视纵隔镜辅助颈腹两切口食管癌切除术的适应证选择极为重要,因为其缺点是手术安全性和根治性不够,不利于解剖食管周围结构和清扫纵隔内淋巴,故多选择早期中上段食管癌;术中因不破坏胸膜腔,无需肺萎陷,对心肺功能影响较小,故以往有肺部病变、胸膜粘连、年龄大、肺功能较差、不能耐受开胸手术者均是纵隔镜腹腔镜联合辅助食管癌切除术的适应证。

　　与常规手术相比,腔镜微创食管手术避免了传统开放手术的大切口、肋骨撑开、胸腹壁完整性破坏等缺点,而且将局部视野放大,可清晰暴露食管及周围组织结构,有助于术者完成准确精细的操作,减少出血及误伤喉返神经、胸导管等正常结构。理论上可以减轻手术创伤,降低手术并发症发生率,有助于加快患者术后的恢复。但是,由于胸腔镜食管癌根治术刚刚兴起,且技术难度较大,因此其安全性仍然存在一定的争议;胸腹腔镜辅助食管癌根治手术,还需腹部 5cm 左右小切口,食管中下段癌也需要将胃拉至颈部吻合,增加了手术创伤和术后并发症的发生,无法将 Ivor-Lewis 手术的优势完全展示。

(三)完全腔镜手术

　　完全腔镜手术不仅通过在全腹腔镜下游离胃和清扫腹腔淋巴结,而且在全腹腔镜条件下制作管状胃和空肠造瘘;然后在全胸腔镜下游离胸段食管管,切除肿瘤,清扫纵隔和食管周围淋巴结,行全胸腔镜下食管胃胸顶吻合。它实际上是微创化的 Ivor-Lewis 手术,手术适应证与 Ivor-Lewis 手术相似,适合于更早期的患者。在完全胸腹腔镜下进行,将微创最大化,不仅避免在腹部开 5cm 左右切口,同时避免了胸腹腔镜辅助下的中下段食管癌根治手术需行胃食管颈部吻合的缺点,但操作复杂,手术方法尚在探讨研究中,尤其是胸腔内吻合方法,尚缺乏明确的规范化方法。目前采用尝试的胸腔内吻合方法有:①OrVil 钉砧系统,患者完成腹腔操作后,换左侧卧位,近右胸顶以切割缝合器离断食管，经口置入 OrVil 钉砧系统，球形钉砧面朝上腭，自食管闭合端戳孔处拉出直至暴露钉砧头。将管状胃拉至胸腔，经主操作孔于胸胃顶部切口置入圆形吻合器机身穿出胃壁，与钉砧对接，旋紧击发完成胃食管胸顶机械吻合，切割闭合器闭合胃壁切口。②镜下荷包缝合技术行胸腹腔镜联合食管癌切除胸内吻合，将开放手术中荷包缝合理念转化为胸腔镜下手工缝合荷包固定钉砧技术，使用常规圆形吻合器，将操作孔扩大后置入完成胸腔内吻合。相对于 OrVil 钉砧系统，更加经济，但操作的难度大，安全性不能保证。

　　总之，食管癌治疗方法的演变过程中，根治和微创一直是人们所追求的目标，经右胸行食管癌根治手术更合乎肿瘤根治原则，在此基础上，以右胸为基础的胸腔镜食管切除术将成为符合肿瘤学根治与微创原则的食管癌主流手术。

三、术前评估

　　食管癌患者术前检查包括：实验室常规检查和血液检查；影像学检查；内镜检查；心肺功能检查等。其主要目的是了解患者食管癌的病情和心、肺、肝、脑、肾等器官的功能状态，对患者的食管癌病变进行手术风险、分期及治疗方式选择的评估。

　　（一）术前风险评估

　　主要是全方位对患者的心、肺、肝、脑、肾等重要器官功能状态、营养状态和出凝血功能状况进行评估。

　　（二）术前分期评估

　　①食管癌术后 pTMN 分期是根据手术切除标本确定的病理分期，是肿瘤分期的“金标准”。而食管癌治疗前的临床分期（cTNM），是在治疗前通过有创或无创的方法获取的所有临床信息进行的分期，主要是确定病变范围、有无远处脏器转移、淋巴结受累及周围组织局部侵犯，准确的术前分期将有助于选择合理的治疗方案。②主要方法包括食管钡餐检查、食管镜胃镜检查、对食管癌患者做出初步大体形态学描

述及准确的病理学诊断;而了解肿瘤的浸润深度、区域淋巴结的转移情况及可能的远处转移,就必须借助于计算机断层(CT)、磁共振(MRI)、食管内镜超声(EUS)和正电子发射断层/X线计算机断层成像(PET/CT)等非侵入性影像学手段。③食管内镜超声(EUS)是评价食管癌临床分期最重要的检查手段,对 T 和 N 分期的准确性优于 CT 检查;PET/CT 对于 N、M 的分期准确率高,在评价食管癌远处转移、发现早期食管癌和评估放化疗的效果方面优于普通 CT;EUS 和 PET/CT 的联合使用,综合了目前对局部病灶、区域淋巴结、远处转移诊断的解剖成像及分子影像最先进的方法,理论上是对食管癌治疗前临床分期(cTNM)最准确的。但两项检查费用高昂,限制了临床的广泛应用。

(三)治疗方式的评估和选择

1.不可切除和不适合手术的两类食管癌患者 ①不可切除食管癌包括第 7 版食管癌 TNM 分期中 T_{4b}、N_3 和Ⅳ期患者,即肿瘤侵犯邻近结构如主动脉、椎体、气管等(不能手术切除)或 7 枚及 7 枚以上区域淋巴结转移;不适合手术患者是指因严重心、肺、肝、肾功能不良等而不能耐受手术的患者。②这两类患者治疗方法包括:以放疗和化疗为主的综合治疗、姑息治疗和支持治疗。③对于 T_{4b} 或 N_3 患者同期放化疗后可重新检查确定分期,若降低肿瘤 T 及 N 分期后仍可手术治疗。

2.以手术为主的食管癌综合治疗方法 ①对于可切除且适合手术的食管癌患者,外科手术仍然为首选手段,但中晚期患者远期疗效一直未得到明显提高,尤其是 5 年生存率,其主要原因为局部复发和转移。②术前辅助放化疗又称为新辅助放化疗,控制局部及全身微小转移灶,对于中晚期食管癌患者,可显著提高 3~5 年生存率,因此中晚期食管癌患者术前联合放化疗越来越多地被采用。一般建议 2 个疗程,2 周后即行手术治疗较为适宜。相当多的学者认为凡超过 T_2 期及有任何淋巴结阳性的食管癌患者给予新辅助化疗都可能受益,而术前放疗适用于Ⅱb 期以上的可手术食管癌患者。③但对于新辅助治疗无效的食管癌患者,则会影响手术切除的时机,甚至出现病情进展;还可能由于放化疗后局部解剖的异常而增加手术的难度及围术期并发症；也可能导致放化疗毒性相关性死亡，如肺部、骨髓造血系统的异常。目前还缺乏新辅助放化疗有效性检测方法，有待于分子生物学或相关基因的研究。

3.具体手术方式的选择　包括手术入路选择、淋巴结清扫方式和是否选择微创食管癌切除术（MIE）。①根据术前食管钡餐检查、食管镜胃镜检查及胸部增强 CT 检查，可明确病灶的大小、部位及明显异常的淋巴结，从而确定手术入路选择。目前手术入路选择方式已逐步规范化，右胸两切口或三切口手术所占比例逐步增加，而左胸入路手术所占比例已降低。②淋巴结清扫方式也由左胸不完全二野淋巴结清扫逐步过渡到经右胸完全二野淋巴结清扫或选择性三野淋巴结清扫。完全性颈部三野淋巴结清扫的使用仍有争议，由于完全性三野淋巴结清扫创伤大、手术时间长、并发症多，且对较早期和较晚期的食管癌患者并无益处，因此，只适用于那些伴有淋巴结转移，但仍局限于颈胸腹三野内且转移数目不多（＜4 枚）的食管癌患者。术前颈部超声或 EUS 检查，若发现颈部可疑转移淋巴结，应选择右后外侧开胸＋腹正中＋下颈U 形切口，行完全性三野淋巴结清扫。右胸切口完全性二野淋巴结清扫术中冰冻病理结果或术后病理显示右胸顶喉返神经旁淋巴结转移，可以在术中加做或 3 周后择期加做颈部淋巴结清扫。③腔镜下食管切除术统称为微创食管癌切除术，包括仅采用胸腔镜或腹腔镜的混合手术及同时应用胸腹腔镜的全腔镜手术，对于可切除的各期食管癌胸腔镜手术多数情况下可替代传统开胸手术。一般情况下，食管癌胸腔镜手术的适应证包括食管钡餐造影显示肿瘤长度＜5.0cm 及无软组织阴影者；CT＋颈部超声或食管内镜超声（EUS）提示食管肿瘤未侵犯食管壁全层或无明显外侵、无明显肿大转移淋巴结的早中期食管癌；估计不能耐受开胸手术的早中期食管癌；无严重胸腹腔疾病或心肺脏疾病或既往开胸腹手术史。除此外，还要考虑外科医生学习和适应的过程，防止由于经验不足和手术技巧不熟练对手术效果的影响。

四、术中重要操作

食管癌手术主要目的是病灶的切除和消化道的重建,因此游离胃和食管、切除病灶及食管胃吻合为其主要操作,除此外,另外一些操作对手术的成功及患者的顺利恢复也起重要作用。

(一)食管癌淋巴结的术中清扫

对于食管癌的外科治疗,其手术切除的彻底程度和淋巴结清扫的质量是影响患者术后生存的关键因素,因此规范化的淋巴结清扫具有重要的意义。

1.淋巴结清扫的入路和适用范围　对食管癌行系统性的纵隔淋巴结清扫,必须经右胸切口,只有通过右胸切口才能充分显露自胸顶至膈肌裂孔的食管全长,清扫胸段食管左右两侧所有淋巴结,近年来胸腔镜下食管癌切除等微创手术也是基于右胸途径。除少数下段且无右上纵隔淋巴结可疑的食管癌,大部分胸段食管癌应该完成通过右胸-上腹二切口的胸腹完全两野淋巴结清扫,而完全颈胸腹三野淋巴结清扫由于手术范围大、并发症多而始终存在争议,需要根据术前颈部淋巴结的检查状况及术中右喉返神经旁淋巴结的探查结果决定是否行完全或选择性的三野淋巴结清扫术。

2.淋巴结清扫的数量　原则上要求清扫尽可能多的区域淋巴结,但必须控制手术并发症。因此,新版 TNM 分期标准除了要求至少清扫 12 枚淋巴结外,同时指出:应当尽可能彻底地清扫食管的区域淋巴结,但必须兼顾控制由此而来的手术并发症。统计淋巴结数目必须注意方法,破碎的淋巴结应单独装袋并标注,以免重复计数;而融合肿大的淋巴结只能按一枚计数。

3.喉返神经旁淋巴结的清扫　双侧喉返神经旁淋巴结的清扫,尤其是右侧喉返神经旁淋巴结的清扫,在胸段食管癌淋巴结清扫中处于非常重要的位置,是淋巴结清扫的重点。右侧喉返神经旁淋巴结最初被称为右侧最上纵隔淋巴结,位于上纵隔胸膜顶下方,毗邻右侧喉返神经起始部。右侧喉返神经旁淋巴结收集食管黏膜下的淋巴引流及隆突下的淋巴引流,淋巴液直接或通过右淋巴导管或其他淋巴管引流至右颈静脉三角,同时又与颈部淋巴结有大量的交通。喉返神经旁淋巴结可以认为是颈部淋巴结的前哨淋巴结,此处转移预示着可能有颈部及远处转移,对于是否行三野淋巴结清扫起指导作用。肿瘤分级、淋巴结转移数、脉管瘤栓、胸部淋巴结转移数、腹部淋巴结转移数、隆嵴下淋巴结转移及食管周围淋巴结转移均是影响右侧喉返神经旁淋巴结转移的独立因素。但此组淋巴结清扫有导致声带麻痹的可能,尤其是双侧喉返神经旁淋巴结清扫,双侧损伤需终身气管切开,风险较大。因此,右侧喉返神经旁淋巴结清扫是十分必要的,而双侧喉返旁淋巴结的清扫要更为慎重,除非有明显左喉返神经旁淋巴结转移。左右喉返神经旁淋巴结清扫时则无须骨骼化,但暴露神经后需给予保护,操作时宜使用尖端较细的无损伤神经镊提夹组织,并避免使用电刀、超声刀等。

(二)术中管状胃制作

术中管状胸腔胃的制作已成为食管癌根治手术中的常规步骤,尤其是经右胸切口的食管癌根治术,可有效地改善胃食管反流、胸胃综合征及吻合口瘘的发生,使患者术后总体生活质量更佳。方法为游离胃大小弯及贲门,保护网膜右血管,保留胃网膜右及胃右血管,清扫胃小弯侧淋巴;在胃底最高处附近,距胃大弯边缘 4~5cm 处,至幽门 1/3 近侧(保留胃右动脉最后两个分支),用直线切割缝合器沿大弯弧度平行切除贲门、胃小弯、胃右血管及其周围淋巴结脂肪组织将胃塑形成内径约 4cm 的管形,将胃小弯及胃断端行浆肌层缩胃包埋,与食管行端侧吻合。管状胃制作的缺点是增加了手术时间和费用,创面大、渗血多,出现胸-胃瘘的概率增加。

(三)术中胸导管结扎预防乳糜胸

食管癌手术尤其是经右胸径路的食管癌手术或左胸径路的主动脉弓上吻合,吻合位置较高,游离食管时由于胸导管上、下段与纵隔胸膜相贴,尤其在主动脉弓平面下,胸导管在食管后方,位于奇静脉和主动脉的中间,其损伤可能性也随之增高。胸导管是全身最大的淋巴管,长30～40cm,直径约3mm,通过6条淋巴于和其他散在的淋巴管收集全身3/4的淋巴。胸导管损伤伴纵隔胸膜破损时可引起左侧或右侧乳糜胸,因此在术中结扎胸导管可一定程度上预防乳糜胸的发生。方法是在充分游离胃及食管后,显露后纵隔,在下肺静脉水平(第8胸椎)至膈上5cm左右、胸主动脉右侧缘剪开纵隔胸膜约1cm;紧贴胸椎,将主动脉与奇静脉之间的组织成束分离;用10号线(或双粗线)将包括胸导管在内的束状组织一并结扎,力度勿过紧或过松,可双重结扎。胸导管的结扎同时会引发肝淋巴回流受阻出现淤滞,导致肝组织间隙内的游离脂肪酸增多,可影响食管癌患者术后肝功能,对患者免疫功能和营养状况也有不利影响,是否影响患者远期预后、生存质量及肿瘤进展等,目前尚无明确结论。因此,胸部手术中出现胸导管损伤,乳糜液漏出,或高度怀疑胸导管损伤(肿瘤外侵明显或清扫淋巴结范围较大),可低位结扎胸导管;若无明显胸导管损伤迹象,是否可术中常规结扎胸导管预防术后乳糜胸,有待进一步探讨。

(四)放置胃管、空肠营养管、胸腔引流管和纵隔引流管

放置胃管和胸腔引流管的方法无特殊变化。由于右胸切口和微创手术逐渐占据主流,空肠造瘘管目前被较多地使用,相比经鼻放置的营养管,两者都是安全和有效的,但空肠造瘘在术中置管时间(3～6个月)、术后预防鼻咽炎和肺炎等并发症方面更具优势,也更易为患者所接受。方法为开腹或腹腔镜下经皮穿刺置造瘘管于Treitz韧带远端20cm以外。食管手术结束时,不但放置常规的胸腔引流管,还另外放置一根纵隔引流管。纵隔引流管通常沿游离的食管床放置到吻合口附近,末端距食管胃吻合口下方1～2cm,从普通胸腔引流管后方同一肋间引出,引流管为F14～16多孔负压引流管,呈圆形或椭圆形,接负压吸引球,患者术后恢复进食后无异常时予以拔除。纵隔引流管的目的在于发生吻合口瘘时可以起到充分引流的作用,虽然不能对吻合口瘘的发生起预防作用,但在治疗吻合口瘘引发的胸腔感染、呼吸困难及休克等全身中毒症状上起到关键作用;同时便于携带,可早期拔出胸腔闭式引流管,让患者下床活动,有利于术后康复。

五、术后处理

(一)术后一般处理

手术后禁食,保证胃管、胸腔引流管和纵隔引流管的通畅,观察引流液的色泽、量及性质,及时处理可能的并发症。鼓励患者翻身、拍背、咳嗽及活动,如果纵隔引流管通畅且引流效果好,则早期拔除胸腔引流管,便于患者下床活动。手术后1周左右患者体温、血常规正常,胸片等检查无异常,关闭胃管嘱患者喝水,次日无异常(如发热、胸痛),则拔除胃管及纵隔引流管,进半流食2～3日并逐渐停肠内营养。如患者为糖尿病患者,手术中食管胃吻合困难,术后有低氧血症、低蛋白血症等异常情况,应先行上消化道造影(口服泛影葡胺),观察有无吻合口异常。

(二)术后营养支持

食管癌手术后营养支持的使用原则包括肠外营养(PN)与肠内营养(EN),两者之间应优先选用 EN;营养支持时间较长应设法应用 EN;EN 不足时可用 PN 加强;营养需要量较高或期望短期内改善营养状况时可用 PN;胃肠完全不能利用的情况下用 PN(如严重腹泻);周围静脉营养与中心静脉营养两者之间应优先选择周围静脉营养;实际应用中,两者是根据临床需要互为补充的。

具体方法为术中经鼻或空肠造瘘将十二指肠营养管置于 Treitz 韧带远端20～30cm 以外。术后第1天给予常规周围静脉输液,并经鼻肠管滴入生理盐水。术后第2天半量自营养管恒速灌注肠内营养乳剂,如无不适反应,在2～3天内逐渐增加到每日1500～2000ml,同时减少静脉营养用量。也有研究认为在早期(24h 内)即给予患者肠内营养,更有利于患者术后康复,主张在术后24h 内给予蛋白剂型的肠内营养。免疫营养作为食管癌营养支持治疗的内容之一,术后早期应用谷氨酰胺(GLN)营养支持方法,即在静脉营养中增加谷氨酰胺成分。谷氨酰胺是小肠和结肠细胞更加重要的能源,还增强淋巴细胞功能,阻止肠道细菌经肠黏膜侵入;谷氨酰胺是免疫细胞增殖的重要能量来源,免疫细胞对谷氨酰胺的利用大于葡萄糖。食管癌术后 GLN 水平下降非常显著,即使给予了足够的营养,处于高分解和高代谢状态的患者,仍常合并严重的谷氨酰胺缺乏。食管癌患者手术后早期应用谷氨酰胺营养支持方法对术后并发症的防治及患者的预后有良好的作用。

(三)术后辅助放化疗

一般是Ⅱ期以上有高危复发因素的食管癌患者,治疗时机宜在术后 3 周左右。放疗适用于根治性切除并有局部淋巴结转移或局部外侵的食管癌患者;化疗适用于食管腺癌及有脉管内瘤栓和淋巴结转移的食管鳞状细胞癌患者。

六、术后主要并发症

食管癌根治手术包括食管切除及消化道重建,手术时间一般较长,操作多,且手术涉及胸腔、腹腔及颈部等多个部位和器官,加之患者通常年龄较大,术前营养状况、免疫功能较差,且常合并有一些内科慢性疾病,而手术对患者的心、肺和消化系统功能影响严重,术后并发症较多。近几年来随着右胸两切口、三切口和微创食管癌手术的开展,手术的形式有了很大变化,术后并发症的种类虽然并未有新的增加,但比例却有了较大的变化。

(一)术后出血

1.发生的主要原因　早期出血是由于术中处理血管不妥,且未发现而术后出血。最常见的出血部位是发自胸主动脉的食管固有动脉或支气管动脉;吻合口或应激性溃疡出血,管状胃制作由于切割面长,断面出血的风险也大为增加。手术 2 周以后发生的上消化道大出血主要为吻合口大动脉瘘。

2.术后早期出血的主要表现　胸腹腔引流管或胃管出引流出较多量血性液体甚至血块；未留置腹腔引流管的腹腔出血，可出现腹部膨隆。患者出现失血性休克前期症状，严重时出现失血性休克。血常规检查发现血红蛋白呈持续性下降趋势；胸腔大量出血患者床边胸片发现胸部阴影并逐渐增大；胸腹腔穿刺某些患者可抽出不凝固血液。

3.处理　包括使用止血药物、冰盐水＋去甲肾上腺素冲洗胃；急诊胃镜下止血；必要时紧急开胸或开腹止血。开胸止血的指征有：术后胸腹腔引流管或胃管引流超过200ml/h，持续3～5h或以上，或术后早期短时间内引流量达800～1000ml或以上；患者出现失血性休克，经积极补液、输血、止血等措施治疗后仍不能好转。主动脉.食管瘘可引起致命性的上消化道大出血，死亡率接近100%.可能的抢救方法包括主动脉瘘口缝合或修补，人工血管置换，食管外置和胃造瘘。

（二）吻合口瘘

吻合口瘘是食管癌手术后最严重的并发症之一，包括胸内吻合口瘘和颈部吻合口瘘，胸内吻合口瘘是食管癌术后死亡的最主要原因之一。目前微创胸腹腔镜下游离胃和食管技术已经较为成熟，但微创胸腔内食管胃吻合技术尚待发展，因此颈部吻合数量有所增加，相应的颈部吻合口瘘的发生增加。与胸内吻合口瘘相比，颈部吻合口瘘发生率高，但死亡率明显低于前者。

1.发生的主要原因　吻合口血运受损；吻合口张力过大；吻合操作失误；吻合口局部条件差；全身条件差，如低蛋白血症、贫血、糖尿病等；术后其他并发症，如脓胸、呼吸系统并发症、上消化道排空障碍等。

2.临床表现　多发生在术后3～7天，颈部吻合口瘘表现为颈部切口皮肤红肿、压痛、皮下气肿，并有腐臭脓液流出，切开后可见脓液、食物残渣、口涎、胆汁等，患者伴有或不伴有发热。胸内吻合口瘘发生后，患者多有明显的中毒症状，高热、剧烈胸痛、呼吸困难、术侧液气胸、中毒性休克等，甚至死亡。

3.辅助检查　①胸部X线片可表现为包裹性积液或液气胸，特点是液气胸,基本可以诊断胸腔吻合口瘘,但对于吻合口后壁小的、比较局限或漏入纵隔的病例,可无明显表现。②上消化道造影检查,需在立位和卧位多方细致观察,可见造影剂从瘘口溢出,特别对于小的瘘口有时需反复多次细致观察。造影剂选用碘油或泛影葡胺,以免钡剂呛入气管后沉积于细小支气管深部而难以经咳嗽排出,尤其是目前右胸切口喉返神经损伤及颈部吻合患者,容易误咽入气管。③胃镜检查非常规检查,对于高度怀疑吻合口瘘,经无创检查未能明确者,则可考虑行胃镜检查。可以观察到瘘口位置、大小,鉴别是吻合口瘘还是胸胃坏死穿孔,还可经胃镜放置鼻饲管行肠内营养。④如发现有胸腔包裹性积液或液气胸,应及早行胸腔穿刺或放置胸管引流,必要时在 B 超或 CT 引导下进行,若能抽出脓液,特别是口服亚甲蓝后抽出蓝色胸液即可确诊为吻合口瘘。

4.治疗原则　①颈部吻合口瘘处理较简单,经积极引流、禁食、营养支持,很快能愈合。②胸部吻合口瘘的处理原则包括早期诊断、早期治疗,根据具体情况选择手术或保守治疗。绝大部分胸部吻合口瘘患者采取保守治疗,方法有禁食;CT 或超声定位下胸腔穿刺置管引流,并应用抗生素和消毒液冲洗;胃镜或介入治疗留置胃管和空肠营养管,持续胃肠减压和营养支持;预防并治疗心肺并发症。胸部吻合口瘘只有极少数患者需要手术治疗,包括单纯开胸清创放置多根胸腔引流管引流;瘘口较大且水肿、坏死、感染严重,行食管拖出外置,二期行结肠代食管,重建消化道;早期吻合口瘘,患者全身状况较好,胸腔感染不重,可积极行二次开胸瘘口修补或行吻合口切除重新吻合。

(三)肺部并发症

肺部并发症是食管癌术后最常见的并发症,也是除吻合口瘘外,导致食管癌术后患者死亡的另一个主要原因,包括肺炎、肺不张及呼吸功能衰竭。目前由于胸腔镜微创技术、管状胃、右胸切口不损伤膈肌等特点及麻醉水平的提高,该项并发症有下降的趋势。

1.主要原因　食管癌患者一般年龄较大、肺功能较差,且多常年吸烟；手术中游离食管和清扫纵隔淋巴结时，常使支气管及肺组织受到不同程度的手术创伤；术中长时间的术侧肺压迫，均可使术侧肺发生广泛的微小肺不张及支气管分泌物增多；同时切开膈肌时膈神经的分支会受到不同程度的损伤而造成膈肌部分麻痹，使患者术后的有效咳嗽功能减弱；术后惧怕疼痛而咳嗽无力及术后胸腔胃的扩张，均增加了肺部并发症的发生可能。

2.临床表现　患者主要为气促或呼吸困难、咳脓痰、心率加快、发热、烦躁不安，严重时出现发绀、昏迷。肺部并发症如果处理不及时，患者可在术后数日内因呼吸循环衰竭而死亡。

3.治疗和预防　术前进行深呼吸、咳痰训练，雾化吸入。术后应密切观察患者生命体征变化，鼓励患者咳嗽排痰。加强超声雾化吸入是预防肺部感染及肺不张的重要措施，并适当应用止痛药物及广谱抗生素控制感染。当出现症状时，应及早复查X线胸片、行血气分析等，尤其是氧饱和度持续<90％，呼吸频率>40次/分，必要时给予转入ICU加强监护和呼吸机支持治疗。

（四）吻合口狭窄

术后吻合口狭窄也是食管癌术后较为常见的并发症，有资料显示目前其发生率有上升的趋势，尤其是近年来吻合器的广泛使用。

1.发生原因　包括糖尿病病史、吻合方式（是否使用吻合器）、吻合部位（颈部）、吻合口漏与否、术后化疗及术后放化疗，另有研究认为术后进流质时间过长导致吻合口未得到相应的扩张而挛缩也是发生狭窄的重要原因。

2.临床表现　术后2～3个月出现进食不畅，并逐渐加重，出现呕吐、消瘦、贫血等症状，严重时完全不能进食。

3.辅助检查　包括上消化道造影和电子胃镜可明确诊断，胃镜检查还可区别是良性狭窄还是肿瘤复发引起的狭窄。

4.治疗　包括内镜下扩张、支架置入、微波、激光治疗，重度吻合口狭窄保守治疗无效的可再次手术治疗，但很少采用。

（五）喉返神经损伤

双侧喉返神经走行于气管食管沟内，食管癌在其周围淋巴结的转移率较高，近年来随右胸切口注重喉返神经旁淋巴结的清扫及颈部吻合增加，喉返神经损伤的并发症也明显增加。一侧喉返神经损伤患者出现声音嘶哑、进流质时易呛咳，而声门关闭不全难以进行有效咳嗽、咳痰，易出现肺部并发症。若为双侧喉返神经损伤，则可为致命的并发症，易窒息需终身气管切开。间接喉镜或纤维喉镜检查可见损伤侧声带固定。一侧喉返神经损伤无特殊治疗，神经未切断而是由于电刀引起的热损伤或周围组织水肿压迫，声音嘶哑症状多在 3～4 个月恢复；若神经切断，由于健侧声带的代偿作用，半年后症状有所改善。

（六）**胃排空障碍**

1.**分类** 食管癌术后胃排空障碍分为功能性和机械性两类，前者指发生于手术后，无明显器质性病变基础，因原发性胃动力不足导致的以排空障碍为特征的一系列胃肠道功能紊乱综合征，称为功能性胃排空障碍综合征，又称术后胃瘫综合征；后者是指由于器质性的原因造成完全性或不完全性胃排空障碍。临床上以功能性胃排空障碍为多见，并且由于近年来管状胃的制作和颈部吻合的增加，其发生有上升的趋势。

2.**发生原因** ①功能性胃排空障碍发生原因：手术切断双侧迷走神经，术后胃张力和正常生理功能也随之改变；胃大弯上部胃蠕动正常起搏点被切除，胃窦部的异常蠕动起搏点引起胃动过速，扰乱正常胃蠕动；手术时胃上提机械性牵拉，幽门附近游离不充分、吻合口位置高导致机械性牵拉程度增加，胃窦部和幽门呈扁平牵拉状态，结果幽门开启困难并可能处于痉挛状态；胃壁组织挫伤严重，蠕动无力；术后早期胃减压不充分，造成胃过度扩张，减弱了胃的收缩力，又增大了对幽门的牵拉作用；胸腔胃从腹腔正压环境变为胸腔负压环境发生胃扩张；高龄、营养不良、低蛋白血症、贫血糖尿病等。②机械性胃排空障碍发生原因：机械性胃排空障碍的原因主要与手术操作有关。根据近年来的文献报道,造成术后机械性胃排空障碍的原因有胃扭转、幽门受牵拉变扁成角、幽门受纤维粘连带压迫、胃窦部被大网膜缠绕、膈食管裂孔过紧等。

3.临床表现 食管癌术后拔除胃管进食后,出现胸闷、气短、上腹部饱胀不适、呃逆、嗳气,继而出现恶心、呕吐,呕吐物为酸臭胃内容物;胃肠减压后症状消失,夹闭胃管后症状重新出现:X线检查见胸胃扩张明显,胃内有较大液平面,造影可见造影剂停留在胃内。

4.功能性和机械性胃排空障碍鉴别诊断 机械性发病早,症状较重,胃液引流多,少见胆汁;造影见梗阻部位不在幽门,胃蠕动波正常或增强。功能性发病时间不定,症状多数较轻,胃液引流少,可见胆汁;造影见梗阻处造影剂形状比较圆钝,看不到胃蠕动波或只有少量造影剂通过。

5.治疗 机械性排空障碍需手术治疗,功能性胃排空障碍保守治疗即能治愈,一般2～4周均能恢复,也有持续长达数月者。保守治疗主要方法有禁食、持续有效胃肠减压;置入空肠营养管给予营养支持;应用制酸剂、生长抑素等减少消化液分泌;应用促胃肠动力药物;静脉给予红霉素有增强胃收缩的作用;胃镜检查,刺激胃壁及幽门扩张,有些患者可治愈。

（七）膈疝

膈疝主要见于左胸切口,右胸切口包括 Ivor-Lewis 手术膈疝发生率极低,可能与其保持了右侧膈肌的完整性有关。通常在术后早期,也可在术后一年或更长时间以后发生。主要原因包括左侧膈肌打开后修补手术操作不当,术后继发于剧烈咳嗽、呕吐或便秘后胸、腹压的异常,膈肌切口感染致愈合不良等。疝内容物多为小肠,但亦可能为结肠、脾脏等。临床表现为突然出现的胸腹部症状,如胸闷、呼吸困难、胸腹痛,有时伴有肠梗阻症状。辅助检查 X 胸片、胸部 CT 可早期明确诊断。治疗由于膈疝发生后很少自然回复,因积极手术治疗,且以原切口入路为佳。

(八)心血管系统并发症

多发生于老年患者,是老年患者食管癌术后最常见的并发症。术前多有高血压、冠心病等血管系统基础疾病,由于手术、麻醉等因素,加上术后早期血容量不足、疼痛、呼吸功能降低导致低氧血症,继发心血管系统并发症。心律失常最为常见,包括窦性心动过速(缓)、阵发性室上性心动过速、房颤、室性期前收缩,其次为心力衰竭。治疗上应积极去除诱因,纠正缺氧,预防肺部并发症,以减少心血管并发症的发生,并选用有效药物,如维拉帕米、毛花苷 C、普罗帕酮等,纠正心律失常。

(九)胸胃坏死穿孔

1.发生的原因　胃壁血供障碍,包括误扎网膜右血管;高位吻合因胃的松解不够加上胃的重力作用,胃网膜血管弓受到牵拉;胸胃扭转至绞窄;术中、术后低血压或低氧血症,血管的痉挛及血栓形成。胃壁损伤,包括术中对胃壁过度牵拉、捻挫、挤捏或钳夹造成胃壁组织局部严重挫伤及血肿形成;胃壁黏膜应激性溃疡穿孔;术中胸胃悬吊固定或包埋后胃壁牵扯撕裂;管状胃的广泛使用。

2.临床表现　与吻合口瘘的表现相似,常常不易区别,但由于胸胃坏死穿孔多较大,胃内容物溢入胸腔较多,胸内感染严重而不易局限,故症状出现得早且重。

3.诊断　通过上消化道造影可明确,大部分是在第二次剖胸探查时发现。

4.治疗　胸胃发生坏死穿孔,病情凶险,死亡率高,但若及时处理,预后较胸内吻合口瘘要好。因此治疗上主张及时诊断和尽早手术,是降低死亡率的关键。术中对残胃充分松解,坏死范围小者,可剪除坏死边缘单纯缝合修补,并以带蒂组织瓣缝盖;范围大者,切除坏死组织后行更高位的吻合以恢复消化道连续性。也有主张穿孔直径小于 0.5cm 者,可采用保守治疗。

(十)食管(胸胃)气管或支气管瘘

食管(胸胃)气管或支气管瘘是少见但预后极差的并发症。

1.主要的发生原因 有食管癌术后放化疗；术中电刀或超声刀的使用导致气管膜部或胃壁损伤穿孔；管状胃的切缘处理不善等。

2.临床表现 早期症状为吻合口瘘或胸胃穿孔导致吻合口或胸胃与气管或支气管相通，出现呛咳、发热、肺部感染、呼吸困难等。手术2周后（晚期）出现食管气管或支气管瘘者，主要表现为长期咳嗽，进食后加重，大量黄色浓痰或痰内带有食物残渣、反复肺部感染，以下叶为主。

3.诊断 上消化道造影可明确诊断；胃镜或纤维支气管镜可以直接观察到瘘口，并能了解瘘口的大小及位置，具有重要的意义；胸部CT检查可观察到肺部炎症状况。

4.治疗 ①食管气管瘘患者早期多难以耐受手术，且瘘口周围严重感染，修补成功率不高，多采用保守治疗。早期（2周内）禁食、持续有效的胃肠减压、肠内外营养支持、有效的抗感染及抑制胃酸分泌。如果胸腔、肺感染严重，可考虑先行食管颈部外置，待以后再行Ⅱ期消化道重建。②2周后可考虑先行内镜及介入治疗，食管或气道内覆膜支架置入治疗。但食管支架在管状胃内完全封闭瘘口有困难，仅适于瘘口距吻合口较近的患者，气管支架可改善生活质量但很难使瘘口愈合。③手术治疗适用于保守治疗和内镜介入治疗无效且患者本身能耐受手术者，方法是修补气管支气管瘘口、关闭食管/胸腔胃瘘口或再行食管重建吻合手术。手术是最有效彻底解决问题的方案，但要严格掌握指征，根据瘘口组织愈合情况及胸内粘连程度相应采取手术方式。

第四章　甲状腺肿瘤

第一节　甲状腺腺瘤

一、概况

甲状腺腺瘤相当常见,多为非毒性腺瘤,女性多于男性,两者之比是(5～6)∶1。多发生在 30～50 岁之间,以 40～50 岁更为常见。患者多在无意中发现颈部肿物。受累甲状腺叶呈不均匀性肿大,肿物边界清楚,表面光滑,质地柔软,中等硬度,随吞咽运动而上下移动。生长缓慢,有出血时可迅速长大。一般无特殊不适感觉,不痛,部分患者可有压迫症状和吞咽异常的感觉。当腺瘤发生恶变或因瘤内出血致张力增高或有钙化时,质地变硬。一般药物治疗无效,故多采用手术切除治疗。甲状腺腺瘤很少引起甲状腺功能亢进,若伴有甲亢症状(甲状腺毒症)时称毒性腺瘤,但不伴发突眼,同位素扫描显示"热结节"。此种腺瘤需待甲亢症状缓解稳定后,方可考虑手术切除,否则易引起甲亢危象。也有人主张采用[131]I 治疗,可使甲亢症状缓解,但结节不缩小,仍需再做手术治疗。

甲状腺腺瘤和结节性甲状腺肿在临床上都表现为甲状腺结节,很难鉴别。腺瘤一般单发,而结节性甲状腺肿为多发,且多是在弥漫性肿大的甲状腺基础上,形成大小不等的结节。毒性腺瘤和毒性结节也常互相混淆,难以区分,但在治疗上无多大区别。

二、病理变化

(一)滤泡型腺瘤

绝大多数甲状腺腺瘤是从滤泡上皮发生的,称为滤泡型腺瘤。

1.肉眼观察　肿瘤常为单发,也可多发。直径一般为1～5cm,大者可达10cm或如拳头大小,圆形或椭圆形,位于甲状腺中,包膜完整,与周围组织境界清楚。质较韧有弹性。切面、包膜常较薄,有时也较厚。实性,可含多少不等的胶样物质。瘤体中心部出现水肿、出血、软化,星芒状灰白色纤维化或瘢痕,还可见钙化、骨化。有些腺瘤形成大小不等的囊腔(囊性变)等继发改变,囊腔内多为黄褐色、淡黄色或紫色液体,囊壁为透明变性的结缔组织,常伴钙化。有时由于瘤细胞过度分泌,形成较大囊腔,腔内为淡黄色或棕褐色透明胶质,囊腔壁内侧衬以甲状腺滤泡上皮,称为囊腺瘤。

2.镜下　根据瘤组织结构不同,可分为以下几种类型。

(1)单纯性腺瘤:较少见。肿瘤组织由大量中等大小的滤泡构成,分化好,其滤泡的大小和形状与正常人滤泡相似。

(2)胶性腺瘤:又称大滤泡性腺瘤或称巨滤泡型腺瘤。肿瘤组织由大小极不相等的甲状腺滤泡构成。有些似正常人滤泡,但多数融合为大滤泡,腔内充满稠厚的胶质。被覆滤泡的上皮细胞较小,呈立方形或扁平形,偶成砥柱状。胞核无异型,无核分裂象。1/4的胶性腺瘤细胞呈乳头状增生,形成短而简单1～2级分支的小乳头,突入滤泡中。被覆乳头上的上皮细胞为单层、无异型、间质少。若多数或许多滤泡融合,使腺瘤呈大囊腔,腔内充满胶质,则称为囊腺瘤。

(3)胎儿性腺瘤:又称小滤泡腺瘤。是最常见的滤泡型腺瘤。瘤细胞形成许多小滤泡,衬以立方上皮,胶质少或无。或构成实性上皮细胞团或呈小梁状排列,偶可见形成较大的滤泡。滤泡彼此相距很远,疏松散在。间质常为疏松水肿样纤维组织,常伴出血。瘤组织的结构类似胎儿期3、4月的甲状腺。

(4)胚胎性腺瘤:又称梁状腺瘤。为滤泡性腺瘤中分化最差的一型。瘤细胞体积不大,多呈立方形或小圆形。大小较一致。胞浆少,淡粉染,胞核与一般正常甲状腺上皮细胞相似,居中,罕见核分裂。瘤细胞常形成多数小滤泡,但见不到胶质,或呈条索状、小梁状结构。肿瘤边缘处滤泡或小梁结构排列紧密,而靠中央部则逐渐稀疏,肿瘤间质较少。瘤组织的结构类似胚胎 6~8 周的甲状腺。虽然此型是滤泡性腺瘤中分化最差的类型,但见不到滤泡共壁及侵犯脉管、神经和包膜。

(5)嗜酸细胞腺瘤:又称许特莱氏细胞瘤,占腺瘤的 5%。瘤组织由嗜酸性细胞组成,瘤细胞大,多角形,胞浆丰富,充满嗜酸性颗粒。胞核大小形状都不太一致,染色质丰富,略深染,不整形,核分裂罕见(称之为许特莱氏细胞)。瘤细胞呈条索状、小梁状、片块状排列或形成境界不清的滤泡结构。胶质极少或形成小乳头状结构。电镜下证实,嗜酸性细胞胞浆中的嗜酸性颗粒是丰富的扩张的线粒体,肿瘤间质少。

(6)不典型腺瘤:少见,仅占滤泡性腺瘤的 2%~5%。瘤细胞比较密集,其形态、大小轻度不整,为梭形或小圆形。胞浆丰富,淡染或透明。核深染不规则,有一定的异型性,可呈奇形怪状,但染色质不粗,核仁不明显,核分裂象偶见,每平方厘米少于 5~10 个。瘤细胞呈实性条索,片块、巢状或囊状排列,一般不形成滤泡结构,或仅形成流产型无腔滤泡。无乳头结构,可见共壁现象。偶尔肿瘤由透明细胞或类似滤泡旁细胞样的淡染细胞组成。肿瘤间质少,无水肿。不见侵犯包膜和血管。亦不发生转移和复发。

(7)毒性腺瘤:又称毒性结节。临床出现甲亢症状,但无突眼。肿瘤由中、小滤泡构成。滤泡上皮肥大,增生,并呈乳头状突入腔内或形成小滤泡,胶质少。瘤细胞产生过多的甲状腺激素。

(二)乳头状腺瘤

少见,占腺瘤的 0.5%。

1.肉眼　肿瘤体积小,直径数毫米至 1~2cm。有完整包膜,常形成单个或多个大囊腔,称为乳头状囊腺瘤。腔内含黄褐色、棕红色液体或胶质。囊壁内表面可见颗粒状或乳头状突起伸向囊腔。

2.镜下　瘤组织为乳头状结构。乳头粗大，由囊壁向腔内生长，为一级或二级分支。乳头在切面上呈长形或略圆形，边缘钝，乳头间质内常含小滤泡，内含胶质。衬覆囊壁和被覆乳头的瘤细胞为单层，排列整齐，形态似正常甲状腺滤泡上皮，为立方形或高立方形，大小一致。胞浆淡染，较透明。胞核圆形，核浆比例小，无异型，核分裂象对少见。瘤细胞排列疏松。乳头中央为纤维血管束。

三、鉴别诊断

1.甲状腺腺瘤　与结节性甲状腺肿两种疾病是病理及临床诊断中的一个难题。一般甲状腺腺瘤多为单发，有完整较厚的包膜，瘤细胞形态单一，由于腺瘤不断增大而挤压周围组织，并与周围组织中甲状腺形态不同，而结节性甲状腺肿则相反。

2.乳头状癌　乳头状瘤无浸润，乳头分支少而简单，上皮元异型，排列稀疏，无毛玻璃样核，无砂粒体，核分裂象对少或无。而有上皮在乳头处堆集，细胞大小排列不规则，核大小及染色不一致，有砂粒体存在，即使无明显浸润，也能诊断分化好的乳头状腺癌。

四、治疗

甲瘤治疗涉及诊断的可靠性和病因等问题。过去认为 TSH 的慢性刺激是导致甲瘤增长的主要原因，甲状腺素可阻断其刺激达到治疗目的。但治疗效果并非理想，因为并不能改变甲瘤的自然病程，表明 TSH 刺激并不是导致甲瘤增长的主要原因。在激素治疗中甲瘤增大要警惕甲癌可能，甲瘤与甲状腺炎性疾病难以鉴别时，可试用激素治疗 1～3 个月。甲状腺单纯性囊肿可应用囊肿针吸注射治疗，利用刺激性药物造成囊内无菌性炎症，破坏泌液细胞，达到闭塞、硬化囊肿目的。常用硬化药物：四环素、碘酊、链霉素加地塞米松等。由于非手术治疗效果不确切，部分甲瘤可以恶变为甲癌，而手术切除效果确切，并发症少,所以多数学者推荐手术切除。腺瘤摘除可避免做过多的甲状腺体切除便于基层开展,由于隐匿性甲癌发生率日渐增多可达 15.7%,加上诊断技术的误差,若仅行腺瘤摘除,手术后病检为甲癌时则需再次手术,也要增加手术并发症。另外,腺瘤摘除手术后有一定复发率,尤其是多发腺瘤。因此,持腺瘤摘除观点者已逐渐减少。目前从基层医院转来需再次手术的患者看,在基层医院作腺瘤摘除的人不在少数。现在多数学者推荐做腺叶切除术,这样可避免因手术不彻底而行再次手术,腺瘤复发率极低。即使手术后发现为甲癌,大多数情况下腺叶切除已充分包括了整个原发癌瘤,可视为根治性治疗。作者推荐同时切除甲状腺峡部腺体,如因多中心性癌灶对侧腺叶需要再次手术时,可不要解剖气管前区。折中观点认为,甲瘤伴囊性变或囊腺瘤,发生甲癌的可能性低,浅表囊腺瘤可行腺瘤摘除,而对实性甲瘤则行腺叶切除。作者认为,不论怎样还是行保留后包膜的腺叶切除为宜。单侧多发甲瘤行腺叶切除,双侧多发甲瘤行甲状腺次全切除,多发甲瘤也有漏诊甲癌可能,应予注意。自主功能性甲瘤宜行腺叶切除,因为有恶变成癌的可能。巨大甲瘤并不多见。瘤体上达下颌角,下极可延伸至胸骨后,两侧叶超过胸锁乳突肌后缘。手术中出血多,操作困难,可能损伤周围重要结构。因此,手术中应注意:采用气管内插管麻醉,切口要足够大,避免损伤颈部大血管;胸骨后甲状腺的切除可先将上部切除,再将手指向外侧伸入胸骨后将腺体托出,直视下处理下极血管,切除全部腺体,可不必切开胸骨;缝合腺体背面包膜时不宜过深,以避免损伤喉返神经;对已存在气管软化、狭窄者,应做预防性气管切开或悬吊。巨大腺瘤切除后常规行气管切开,对手术后呼吸道管理颇有好处。妊娠期甲瘤少见,除非必要手术应推迟到分娩以后。

第二节　甲状腺癌

　　在我国发病率较低,据国内文献报道,近年来发病呈上升趋势。李树玲教授报道,每年平均发病率为 1.49/10 万人口,男性为 0.9/10 万人口,女性 2.0/10 万人口,占全部恶性肿瘤 0.86%。美国发病率较高,男性为 2.2/10 万人口,女性为 5.2/10 万人口,占全部恶性肿瘤 1.0%。甲状腺痛占所有癌症的 1%,在地方性结节性甲状腺肿流行区,甲状腺癌特别是低分化甲状腺癌的发病率也很高。据国际癌症学会资料统计,各国甲状腺癌的发病率逐年增加。甲状腺癌以女性发病较多,男女之比 1∶2.58,以年龄计,从儿童到老年人均可发生,但与一般癌肿好发于老年人的特点不同,甲状腺癌较多发生于青壮年,其平均发病年龄为 40 岁。

各种类型的甲状腺癌年龄分布亦异,在甲状腺恶性肿瘤中,腺癌占绝大多数,而源自甲状腺间质的恶性肿瘤仅占 1%。乳头状腺癌分布最广,可发生于 10 岁以下儿童至百岁老人,滤泡状癌多见于 20～100 岁,髓样癌多见于 40～80 岁,未分化癌多见于 40～90 岁。

一、病因

(一)分化型癌

病因尚不完全清楚,有众多因素与发病有关。

1.缺碘　地方性甲状腺肿多发地区的生育期年青妇女发病率高,这是因为长期缺碘引起结节性甲状腺肿,发生甲状腺功能低下,年青生育期妇女在妊娠期、哺乳期所需甲状腺素量增加,需碘量也相对增加。由于甲状腺反复增生、复原,因而易于形成结节,导致甲状腺功能低下。由于缺碘发生甲状腺功能减退,引起促甲状腺素(TSH)分泌增加,长期受 TSH 刺激而发生癌变。

2.放射线的致癌作用　被认为是放射线诱导细胞突变,并促进其生长,在亚致死量下,可杀灭部分细胞而减少甲状腺素(TH)分泌,反馈到脑垂体促甲状腺细胞后增加 TSH 分泌,促进具有潜在恶性的细胞增殖、癌变。动物实验证明,喂以甲状腺片,则可减少甲状腺肿瘤的发生。

3.遗传因素　Stoffer 报道,甲状腺乳头状癌的家族中,同患甲状腺癌者占 3.5%～6.2%,说明与遗传因素有关。

4.雌激素的致癌作用　雌激素可影响甲状腺的生长,主要是通过调节脑垂体的 TSH 分泌,间接作用于甲状腺组织,促使脑垂体释放 TSH。当血浆中雌激素水平升高时 TSH 水平也升高,雌激素是否直接作用于甲状腺组织,目前尚不明确。乳头状癌组织 ER、PR 阳性率最高,证明是雌激素依赖性肿瘤,可以认为雌激素是通过受体直接作用于甲状腺组织。测定乳头状癌组织中有高含量的雌激素受体存在,认为雌激素有可能作为致癌因素之一。

5.良性肿瘤恶变　甲状腺腺瘤的恶变率为 7％～18％,甲状腺腺瘤的恶变还是个有争议的问题。DeGroot 认为甲状腺腺瘤开始就是良性肿瘤,大部分甲状腺癌同样也是开始就是恶性肿瘤。结节性甲状腺肿长期受高水平 TSH 刺激癌变率为 4％～17％。部分学者认为是甲状腺癌的癌前期病变,不无道理,在临床上常见有两者并存的患者,一般危险性很小。原发性甲亢恶变率为 1.8％,可能血液中存在不受甲状腺素抑制的长效促甲状腺素、促甲状腺素样物质有关。甲状旁腺瘤与甲状腺癌共存发生率为 2％～11％,值得重视。乳头状癌合并鳞状上皮化生后可恶变成为甲状腺鳞状上皮癌。甲状腺癌周围存在局灶性慢性淋巴性甲状腺炎病变,可能为甲状腺癌免疫反应的结果。甲状腺癌的发生、发展是很复杂的生物过程,受不同癌基因、多种生长因子影响,这些因子对癌细胞各阶段生长、分化起调节作用,关于各类癌的特异基因正在深入研究中。

(二)甲状腺髓样癌

起源于甲状腺滤泡旁细胞、C 细胞,又称滤泡旁细胞癌、C 细胞癌。主要分泌降钙素,产生淀粉样物质,也可分泌具有生物活性物质,如前列腺素、5-羟色胺、促肾上腺皮质激素、组织胺酶等。因为 C 细胞主要分布在甲状腺叶的上、中部,故病变也多数发生于这些部位。单发结节多见,圆形或椭圆形,瘤体大小不一,平均 3～4cm,呈实体性,质硬,局限,边界清楚,形状不规则,伴周围实质浸润,切面灰白或淡红色,包膜不完整,可伴有出血、坏死、钙化。癌细胞排列成实体性团块,偶见滤泡细胞,不含胶样物质。癌细胞呈圆形或多边形,体积稍大,大小较一致,间变轻,胞浆有嗜酸颗粒、深染,常见双核、散在核分裂象,间质有数量不等淀粉样物质,花红、刚果红染色皆阳性,可见淀粉样物质引起异物巨细胞,间质有钙沉积似砂粒体,常侵犯包膜、脉管。

（三）未分化癌

未分化癌生长迅速,早期即侵犯周围组织,肿瘤无包膜,切面呈肉色,苍白、出血、坏死。梭形细胞癌由大小不等梭形细胞组成,并有畸形多核巨细胞;小细胞型由圆形或椭圆形细胞组成,核分裂多见,并见形似乳头状、滤泡状结构,提示分化型癌可能会转变为未分化癌。小细胞癌与恶性淋巴瘤在组织学上易发生混淆,可以通过免疫过氧化酶染色作鉴别。一般认为未分化癌多发生自良性肿瘤或低度恶性癌。在未分化癌中甲状腺球蛋白、降钙素检测多为阴性,可与髓样癌、分化型癌相鉴别。可用细胞标志物免疫组化检测对恶性黑色素瘤、淋巴瘤作鉴别。

（四）甲状腺鳞状细胞癌

是由鳞状上皮在不典型化生的基础上演变成的肿瘤。甲状腺是由内胚层分泌腺发育而来的器官,正常情况下为柱状上皮,在一定条件下发生鳞状上皮化生,鳞化细胞由滤泡上皮化生而来,可以恶变。胚胎残留的鳞状上皮组织是先天错构组织,腮裂、甲状舌管在退化过程中也可以残留下来,这些细胞团移行于腺体可以恶变。腺体也可直接角化发展成癌。癌细胞具有较强的浸润性,生长较快,倍增时间短,可以发生淋巴、血行转移。切面呈灰白、淡黄色,界限不清,均有周围组织、器官侵犯。有角化株、大多角细胞、细胞间桥存在,有丝分裂多。角化可为单个细胞或细胞团块中的逐渐角化,也可由气管、食管的鳞状上皮细胞癌直接蔓延而来。

二、病理

由于甲状腺癌有多种不同的病理类型和生物学特性,其临床表现也因此各不相同。它可与多发性甲状腺结节同时存在,多数无症状,偶然发现颈前区有一结节或肿块,有的肿块已存在多年而在近期才迅速增大或发生转移。有的患者长期来无不适主诉,到后期出现颈淋巴结转移、病理性骨折、声音嘶哑、呼吸障碍、吞咽困难甚至 Horner 综合征才引起注意。局部体征也不尽相同,有呈甲状腺不对称结节或肿块,肿块或在腺体内,随吞咽而上下活动。待周围组织或气管受侵时,肿块即固定。

(一)乳头状腺癌

是甲状腺癌中最常见的类型,占 70%。大小不一。一般分化良好,恶性程度低。癌组织脆软易碎,色暗红;但老年患者的乳头状癌一般较坚硬而苍白。乳头状癌的中心常有囊性变,囊内充满血性液。有时癌组织可发生钙化,切面呈砂粒样。上述囊性变和钙化与癌肿的恶性程度与预后无关。显微镜下见到癌瘤由柱状上皮乳头状突起组成,有时可混有滤泡样结构,甚至发现乳头状向滤泡样变异的情况。乳头状腺癌叶有完整的包膜,到后期同样可以穿破包膜而侵及周围组织,播散途径主要是淋巴道,一般以颈淋巴结转移最为常见,在 80% 的儿童和 2% 的成年患者可扪及淋巴结,其次是血液转移到肺或骨。

(二)滤泡状腺癌

较乳头状腺癌少见,占甲状腺癌的 20%,居第二位,其患者的平均年龄较乳头状癌者大。癌肿柔软,具弹性,或橡皮样,呈圆形、椭圆形或分叶结节形。切面呈红褐色,可见纤维化、钙化、出血及坏死灶。分化良好的滤泡状腺癌在镜下可见与正常甲状腺相似的组织结构,但有包膜、血管和淋巴管受侵袭的现象;分化差的滤泡状腺癌则见不规则结构,细胞密集成团状或条索状,很少形成滤泡。播散途径虽可经淋巴转移,但主要是通过血液转移到肺、骨和肝。有些滤泡状腺癌可在手术切除后相隔很长时间才见复发,但其预后不及乳头状腺癌好。

(三)甲状腺髓样癌

占甲状腺癌的 2%～5%。此病由 Hazard 首先描述,具有分泌甲状腺降钙素以及伴发嗜铬细胞瘤和甲状腺腺增生的特点。髓样癌源自甲状腺胚胎的鳃后体,从滤泡旁明亮细胞(C细胞)转变而来。滤泡旁细胞是来源于神经嵴的内分泌细胞,这些内分泌细胞具有一种共同的功能,即能摄取5-羟色胺和多巴胺等前体,并经其中的脱羧酶予以脱羧,所以也称为胺前体摄取脱羧细胞,简称APUD细胞。肿瘤多为单发结节,偶有多发,质硬而固定,有淀粉样沉积,很少摄取放射性碘。癌细胞形态主要由多边形和梭形细胞组成,排列多样化。

(四)甲状腺未分化癌

占甲状腺癌的5%,主要发生于中年以上患者,男性多见。肿块质硬而不规则,固定,生长迅速,很快弥漫累及甲状腺,一般在短期内就可浸润气管、肌肉、神经和血管,引起吞咽和呼吸困难。肿瘤局部可有触痛。显微镜下见癌组织主要由分化不良的上皮细胞组成,细胞呈多形性,常见核分裂象。颈部可出现淋巴结肿大,也有肺转移。该病预后差,对放射性碘治疗无效,外照射仅控制局部症状。

三、诊断

(一)临床分类及分期

根据UICC制定的第四次修订版国际临床分类及分期,本分类仅适用于癌,并需经组织学证实,以确定组织学类型。

1.分类　T原发肿瘤

Tx　无法对原发肿瘤作出估计

T_0　未发现原发肿瘤

T_1　肿瘤限于甲状腺,最大直径≤1cm

T_2　肿瘤限于甲状腺,最大直径>1cm,≤4cm

T_3　肿瘤限于甲状腺,最大直径>4cm

T_4　肿瘤不论大小,超出甲状腺包膜

注:以上各项可再分为:①孤立性肿瘤;②多发性肿瘤。

N——区域淋巴结

Nx　无法对区域淋巴结作出估计

N_0　未发现区域淋巴结转移

N_1　区域淋巴结转移

N_{1a}　同侧单发或多个颈淋巴结转移

N_{1b}　双侧、中线或对侧颈或纵隔单或多个淋巴结转移

M——远处转移

Mx　不能确定有无远处转移

M_0　无远处转移

M_1　有远处转移

2.分期

(1)乳头状癌或滤泡癌。45岁以下 45 岁或 45 岁以上

Ⅰ期任何 T 任何 NM_0 $T_1N_0M_0$

Ⅱ期任何 T 任何 NM_1 $T_2N_0M_0$

$T_3N_0M_0$

$T_4N_0M_0$

Ⅲ期任何 TN_1M_0

Ⅳ期任何 T 任何 NM_1

(2)髓样癌

Ⅰ期 $T_1N_0M_0$

Ⅱ期 $T_2N_0M_0$

$T_3N_0M_0$

$T_4N_0M_0$

Ⅲ期任何 TN_1M_0

Ⅳ期任何 T 任何 NM_1

(3)未分化癌

Ⅳ期任何 T 任何 N 任何 M(所有病例均属Ⅳ期)

(二)临床表现

患者常因颈前肿物就诊,多数为患者自己发现,少数是医师检查发现。少数患者甲状腺肿瘤恶性度较高,首先表现为转移性颈部淋巴结

转移癌,而原发病灶不被发现。一般说来,单发结节较多发结节更有可能为恶性。儿童甲状腺结节 50％以上有癌变可能性,男性恶性机会较女性高 2 倍以上。头、颈部 X 线照射后出现甲状腺结节 35％～50％为恶性。甲状腺结节生长快,质地坚硬,肿块侵犯周围组织,固定于气管,喉返神经受累出现声音嘶哑,颈交感神经节受侵犯产生 Horner 综合征(假性上睑下垂即上睑只有部分下垂,因为交感神经只支配提上睑肌的一部分;眼球内陷,可能是眼眶上的平滑肌麻痹所致;患侧的瞳孔缩小;同时患侧面部汗闭)。髓样癌可有家族史,伴腹泻、类癌征、阵发性高血压。肿块较大,外形不规则,活动度差,囊性,穿刺抽出棕黄色液体,肿块中有散在不整形小钙化灶,均可疑为恶性肿瘤。

(三)^{131}I 甲状腺扫描

通过^{131}I 甲状腺扫描不但了解形态学改变,也可了解功能变化,直径＜1cm 结节很难发现,但用 γ 照相可发现直径＜5mm 结节。甲状腺癌绝大多数不具有功能,在扫描时因无核素存在表现为冷结节,多数腺瘤、囊肿、甲状腺炎也表现为冷结节,冷结节恶性机会在 25％。核素硒 75-硒蛋氨酸易被蛋白质合成代谢旺盛的癌细胞所摄取,扫描表现为热结节,恶性机会在 50％以上。甲状腺扫描还有助于发现转移灶。少数分化型转移灶有吸碘功能被发现外,大多数转移灶无吸碘功能,只有将有功能的甲状腺组织全部切除后才能使碘集聚在转移灶内。

(四)X 线检查

颈部 X 线片除了观察气管移位、受压外,主要看有无钙化灶。细小砂粒状钙化常提示有恶性肿瘤可能性,蛋壳样、大块致密钙化灶为良性肿瘤表现。

(五)选择性甲状腺动脉造影

直接穿刺锁骨下动脉或颈外动脉插管注入造影剂可看到肿瘤部位血管走行影像变化。由于操作技术复杂,对患者有一定损害,对鉴别良、恶性肿瘤意义不大,很少应用。

(六)CT、MR 检查

可显示肿瘤部位、质地、囊实性、与气管关系、侵犯范围等,由于甲状腺位置表浅,在很多情况下触诊即有相当准确性,加之 CT、MR 检查费用昂贵,很少用于甲状腺癌的诊断。

(七)B 超检查

对患者无损害、操作方便、费用低廉、已广泛应用于甲状腺肿块检查,可准确鉴别肿块囊性、实性、混合性表现。囊性肿块直径<4cm 很少为恶性,实性肿块 25%～34% 可能为恶性,混合性肿块恶性机会为 12%～25%。

总之,^{131}I 甲状腺扫描、B 超、CT、MR 检查的诊断价值不相上下,都属于定位诊断,不具有定性意义。针吸细胞学检查对准确定性具有重要意义。任何辅助检查只能提供参考,结合病史、临床表现综合分析才是明确诊断的基础。若高度怀疑恶性肿瘤,应在手术中冰冻切片确定诊断,并选择适宜的手术方式。

(八)误诊原因

对发病情况认识不足,误认为本病与其他肿瘤一样也多发生于年龄较大者。本病实际多见于青、成年人,尤其是女性。询问病史欠详细,常疏忽了肿瘤长期缓慢生长,近期发展较快的情况;临床局部检查不仔细;手术中观察未能分辨出良、恶性肿瘤等是误诊的原因。

(九)分型

1.分化型　分化型癌包括乳头状癌、滤泡癌、混合癌。同来源于甲状腺滤泡外皮,发展缓慢,恶性度低,预后良好。

(1)乳头状癌(PTC):为分化型癌常见类型,占全部甲状腺癌 60%～70%。根据肿瘤大小分为:①隐匿型:肿瘤直径≤1cm,病变局限,质坚硬,显著浸润伴有纤维化,形态似星状瘢痕又称隐匿硬化癌,常在良性肿瘤手术中偶尔发现。单发居多,少数多发。同侧多发隐性癌,或是一叶为大肿瘤,另叶为隐性小癌。②腺内型:原发灶大于隐匿型,病变在手术时可触及,但局限于包膜内。③腺外型:肿瘤已侵及包膜并可能侵犯周围组织器官。单发居多,少数多发。患侧叶肿瘤全叶切除后,多年后对侧叶复发癌占 2%~9%。肿瘤最大直径可大于 10cm,质硬或囊性感,切面粗糙、颗粒状、灰白色,周围浸润,几无包膜,半数以上可见砂粒样钙化。20~40 岁多见,儿童、青年常见,发病率女性多于男性,儿童 70%、成人 50%以上属此类型。腺内扩散而成多发灶达 20%~80%。发生颈淋巴转移率 50%~70%,血行转移少见,肺与其他远处转移少于 5%,有时颈淋巴转移可为首发症状。偶尔可转化为未分化癌,预后极差。PTC 晚期具有较强的局部浸润,可累及腺外软组织、喉、气管、食管、颈部大血管结构,产生严重后果。

(2)滤泡癌:占全部甲状腺癌 15%~20%,占分化型癌第二位。40~60 岁多见。常单发,外观有包膜,早期与腺瘤难以鉴别。肿瘤大小不一,呈圆形或椭圆形,实性坚韧,切面灰白色或肉样,可有出血、坏死、纤维化。根据包膜、血管侵犯程度分低度、高度恶性发生淋巴转移较少,多为血行播散,远处转移率 4.5%,肺、骨转移最为常见。颈淋巴有转移时,往往已有血行播散,多灶性发生率较低。生存期、手术后复发率、死亡率等指标均不及乳头状癌。

分化型癌一般生长缓慢,病程较长,多数无自觉症状.甲状腺部位肿块为最常见症状。常为单发,少数为两侧叶多发,质硬、边界不清、活动差。肿瘤侵犯周围组织产生压迫症状,有呼吸、吞咽困难及声音嘶哑等。

2.髓样癌　髓样癌常合并内分泌功能紊乱症状,根据不同症状分为:①MEN-Ⅱa 型:多见于有家族史患者。年龄 6~71 岁,平均 27 岁。一般在 40~50 岁时才出现可触及的甲状腺肿块。生长速度不一,多数较缓慢。较多合并嗜铬细胞瘤、甲状旁腺增生、腺瘤。应用五肽胃泌素、血清降钙素检测,在 C 细胞增生阶段就可能早期检出肿瘤存在。肾上腺嗜铬细胞瘤占 70%~80%,甲状旁腺肿瘤引起功能亢进占 18%~52%。②MEN-Ⅱb 型:在家族性、散发性患者中均可见。年龄平均 19.6 岁。较多合并嗜铬细胞瘤、多发性黏膜神经瘤(好发唇、舌、口咽、眼睑结膜等处)、胃肠道多发性神经瘤等。患者到 20 岁时,90％将出现嗜铬细胞瘤。甚少并发甲状旁腺增生、腺瘤。有些患者呈 Marfanoid 体型,即身体瘦长,皮下脂肪较少,肌肉发育较差,有时合并骨骼异常。病变一般发展较快,常在 1 岁以前出现症状。患者注射组织胺后皮肤出现风团,而周围无潮红,可能与患者的组织胺酶活性增高有关,组织胺试验是有价值的诊断方法。③不合并 MEN 的家族型:平均年龄 45 岁,可触及甲状腺结节,病变一般发展较慢。④散发型:平均年龄 44 岁。可触及甲状腺结节。生长速度仅次于Ⅱb 型。手术时病变多数已浸出甲状腺,无内分泌功能紊乱症状。

大多数为散发型,10％～20％为家族性。散发型女性较多见,多为单发;家族型多数患者年幼,已被证实为正染色体显性遗传,男女患病无差别,病变常为多发,累及两侧,局部表现与分化型甲状腺癌相似,肿瘤大小不一,多数活动性较差,可累及喉返神经出现声音嘶哑,58％～70％合并颈淋巴结转移,双侧者为 10％。晚期可发生纵隔、肺、肝、骨等处转移。20％～30％合并腹泻,出现面部潮红、心率增快类癌综合征,腹泻每日可达 10 余次,为水样便,但肠吸收功能无明显障碍,维生素 B_{12}、糖吸收不受影响。腹泻与肿瘤存在有明显关系,肿瘤切除后腹泻可消失。肿瘤复发、转移后腹泻又复出现,主要由于肠蠕动亢进所致,可能因肿瘤组织分泌前列腺素影响血管收缩的肠肽、5-羟色胺所引起。也有患者可引起库欣综合征,有色素沉着、低血钾、碱中毒,很少出现面部、躯体特征。肿瘤组织能产生降钙素,但甚少出现低血钙,可能是由于甲状旁腺代偿所致。降钙素为 C 细胞分泌的多肽激素,降钙素测定对 C 细胞增生、髓样癌均高度敏感。一般采用激发测定法,先给患者静注钙盐、胃泌素,注射后 C 细胞增生,髓样癌组织释放大量降钙素,用放射免疫法测定血浆含量即可确诊,也可用于手术后动态观察。出现复发、转移时血中降钙素含量较高,肿瘤转移时亦升高,手术后随访检测有助于发现隐性癌。针吸细胞学检查发现大量梭形细胞、淀粉样物质,降钙素免疫染色更有诊断价值。

3.未分化癌　占甲状腺癌总数 10%～15%,男性多于女性,老龄患者较多,平均年龄 50.9 岁。恶性程度甚高,生长迅速,早期侵犯周围组织,肿瘤无包膜,切面呈肉色、苍白、出血、坏死。主要表现为颈前区质硬、固定、境界不清肿块,在短期内急骤增大,发展快,形成双侧弥漫性甲状腺巨大肿块,广泛侵犯邻近组织,往往伴有呼吸困难、吞咽困难、声音嘶哑、局部疼痛,早期出现颈淋巴结转移、血行转移。用针吸细胞学检查在不同部位多次穿刺可作出诊断。因为癌灶坏死、出血、水肿,会造成假阴性结果。

4.鳞状细胞癌　发病年龄较大,肿瘤生长较快,常在肿瘤很小时就侵犯邻近周围重要器官,发生声音嘶哑、吞咽困难等。临床表现主要为继发症状。原发肿瘤固定、坚硬、边缘不清、压痛、无血管杂音,肿瘤多位于腺体一叶,左右叶发病机会无差别,可有颈淋巴结转移。喉镜、气管镜、食管镜检查可了解肿瘤侵犯情况,对估计患者预后有帮助。[131]I甲状腺扫描提示无功能结节与未分化癌无区别。针吸细胞学检查为明确诊断的较好方法。少数患者出现高血钙、白细胞升高,与肿瘤细胞的溶骨作用、肿瘤因子作用有关,但应排除其他部位转移癌的可能性。

四、治疗

(一)分化型

分化型癌病理类型不同,具有不同生物学行为,患者性别、年龄、病期早晚又不尽相同,因此分化型癌的手术治疗并无固定术式。多数学者主张根据临床分期、病理类型确定手术方式。

1.早、中期癌手术治疗

(1)乳头状癌。

1)术式单纯摘除术复发率高达 29%～72%,已公认为不合理,应予抛弃。双侧病灶可作全甲状腺切除或近全切除,也可作患侧叶全切除和对侧叶部分切除,以保留甲状旁腺。肿瘤位于峡部较少见,可将峡部连同两侧叶腺体次全切除。病灶位于一侧腺体行患侧腺叶全切除加峡部切除。主张全甲状腺切除的人认为,单行患侧叶切除,保留甲状腺组织内残余癌至少为 61%,全甲状腺切除可将原发灶、多中心癌灶切除,减少局部复发。全甲状腺切除后有利于 ^{131}I 检测,并可治疗复发、转移癌,还可避免分化型向未分化型癌转变。ward 主张男性>40 岁、腺外侵犯癌、病灶>5cm 可选择甲状腺全切除。多数学者持折中态度,主张患侧叶全切除、峡部切除,同时健侧腺叶次全切除。其理由认为,虽然常有多发灶,病灶处于隐性状态,对侧腺叶发生癌灶不过 2%~6%。即使有复发,亦不难发现,可再次行甲状腺全切除,并不影响预后。腺叶全切除与甲状腺全切除生存率无明显差别。乳头状癌对 TSH 有依赖性,手术后常规服用甲状腺片控制,缩小残余癌灶。甲状腺全切除后甲状旁腺功能低下发生率较高,可达 26.7%~40%,持续性甲状旁腺功能低下的痛苦,较生长缓慢的残余癌更难处理。甲状腺全切除还增加了喉返神经损伤的机会。

2)关于颈淋巴转移的处理意见早些年代,对乳头状癌常规行颈清除术。临床上疑有淋巴转移者,手术后证实阳性率 96%;临床上无淋巴转移者,阳性率 61.2%。因此,部分人主张行预防性颈淋巴清除术,减少复发性颈淋巴转移癌的发生以避免再次手术。欧美国家多数学者主张手术前未触及、未证实有颈淋巴转移者不行预防性颈清除,当临床上出现淋巴转移时再行治疗性颈清除也不影响预后,清除未受肿瘤侵犯的淋巴结即丧失了免疫功能的第一防线。目前国内多数学者认为不行预防性颈清除。

3)颈清除的范围:颈淋巴结转移癌摘除和传统性颈清除,复发率高,颈部外形功能受影响,现在已无人采用。目前,国内外多数学者行改良式颈清除。其理由为:切断副神经与切断喉返神经一样痛苦;除非很晚期颈部转移淋巴结多数较活动,并不侵犯胸锁乳突肌;很晚期癌栓方侵入颈内静脉;改良式颈清除范围、清除腺体体积几乎与经典式颈清除一样。在保留胸锁乳突肌、颈内静脉、副神经的同时,可完全达到颈内静脉区、中央区、前上纵隔、颈后三角区淋巴结清除的目的。改良式颈清除的远期生存率与经典式颈清除无明显差异,改良式颈清除术后无毁容的痛苦。但是,Ⅲ期、肿瘤侵犯周围组织、侵及颈内静脉、颈部转移淋巴结固定且融合者,应行经典式颈清除。

(2)滤泡癌。恶性程度较乳头状癌高,因局部复发、远处转移而致死亡者较多。尤其是发生在男性>40、女性>50岁者更高,宜行患侧腺叶全切除、对侧腺叶近全切除,血管受侵犯者需行甲状腺全切除。其优点为:手术后有利于用[131]I对远处转移灶的诊断、治疗以提高生存率;手术后血清甲状腺球蛋白水平可作为监测早期复发的灵敏指标;手术中闪烁照相有利于测定淋巴转移,增加完全切除肿瘤的可能性。由于仅有10%患者有淋巴转移,故不必常规行颈清除术。据文献报道,血管侵犯、儿童患者易发生淋巴转移,应行包括上纵隔在内的改良式颈清除。嗜酸细胞癌(许特莱细胞癌)发病年龄高峰在60岁,可发生颈淋巴转移,因有抗放射性而使放疗无效,手术治疗是治愈的唯一方法。多数行全甲状腺切除,无论有、无颈淋巴结转移均提倡行改良式颈清除术。分化型癌的手术治疗要彻底切除肿瘤以减少复发、死亡,同时又应保存功能,提高患者的生存质量。Ⅰ、Ⅱ期无颈淋巴转移行患侧叶全切除、峡部切除,勿行预防性颈清除。Ⅲ、Ⅳ期行患侧叶全切除、对侧叶次全切除、改良式颈清除。Ⅳ期尽量切除远处孤立转移灶。

改良式颈清除手术方式:游离胸锁乳突肌不切断,切除颈前肌群,保留颈内静脉,清除周围淋巴结,清除颈内静脉,面总静脉交叉处淋巴结,清除气管旁、颈后三角淋巴结,保护喉返神经、迷走神经、副神经、胸锁乳突肌内缘缝于气管旁。将切除标本分为:①患侧腺叶包括肿瘤的甲状腺组织、气管旁淋巴结;②颈内静脉周围淋巴结;③颈后三角区淋巴结。

2.晚期癌　手术治疗分化型癌局部浸润性进展比远处转移更具有危险性,在浸润气管、喉头、食管、大血管等结构中,其中浸润气管使其狭窄是主要致死原因之,手术切除肿瘤呼吸道重建可能会达到治愈目的。行气管环切除后端——端气管吻合、喉头——气管吻合等气管成形术,应尽量保留喉返神经。死亡原因多为远处转移。对转移灶的治疗采用以外科手术为主的综合治疗,是改进预后、生活质量的最好方法。

3.手术后随访　分化型癌的复发率 4.7%～29%之间,与患者年龄、肿瘤大小、范围、病理类型、手术方式有关。乳头状癌、滤泡癌复发率分别为 10.4%、16.3%。高、低危险组复发率分别为 55%、5%。颈部淋巴结为最常见复发部位。早期发现、治疗复发病灶是获得良好预后的关键。全身[131]I扫描是发现复发病灶常用的方法。近年来,常用甲状腺球蛋白(TG)测定作为监测有无手术后复发的指标。最好将以上两种方法结合以提高随访质量。若发现复发病灶,应积极再次手术治疗仍可获得较好的疗效。若初次手术仅为肿瘤局部切除,应重新探查甲状腺区域;若初次手术为全甲状腺切除,甲状腺区域重复探查少有阳性发现。若初次手术未行颈清除者,手术后发现颈淋巴结转移应行颈清除。因首次手术时已破坏了颈部解剖间隔的完整性,故对复发癌行改良式颈清除要注意胸锁乳突肌、颈阔肌,颈内静脉有无癌肿浸润的可能,若有则可行经典式颈清除术。若复发癌已侵犯气管或其他颈部重要组织应作姑息性切除,气管插管,术后行放、化疗等综合治疗。

4.预后　估计国内、外资料提示年龄超过 40 岁预后较差,有报道以 45 岁为标志,也有人认为>50 岁更有临床意义。推测年龄因素有两个因素起作用,高龄患者机体免疫应答水平弱;高龄患者性激素水平低。女性较男性预后好,提示雌激素具有对抗致癌因子作用。肿瘤<5cm无死亡,>5cm 的 5、10 年生存率分别为 88.8%、70.8%。病灶浸出甲状腺包膜预后差。肿瘤侵犯血管、腺外组织亦将影响预后,尤其是滤泡癌。

有无局部淋巴转移对预后起重要作用,但也有不少学者认为颈淋巴结转移并不影响预后,因为有无淋巴结转移死亡率并无差异。有远处转移预后极差,而青少年颈淋巴转移率较高、数目较多、预后却很好。颈中央区淋巴转移较颈内静脉区域淋巴转移有更重要临床意义,颈内静脉区域淋巴转移很少影响存活期。

Lahey 医疗中心基于年龄、肿瘤大小、范围、远处转移将患者分为高、低危险组。低危险组：年轻患者无远处转移，男性＜41 岁，女性＜51 岁，老年患者无远处转移，腺内型乳头状癌，轻微包膜侵犯滤泡癌，原发病灶＜5cm。高危险组：有远处转移，老年患者，腺外型乳头状癌，较大范围包膜侵犯滤泡癌，原发病灶＞5cm。高、低危险组患者复发率、死亡率分别为 55％、5％、46％、1.8％。May 医疗中心以患者年龄、组织学分级、肿瘤大小、范围建立了适合乳头状癌预后评分标准。

预后分数（PS）＝[0.05×年龄（≥40 岁）或＋0（＜40 岁）]＋[1（2 级）或＋3（3～4 级）]＋[1（腺外型）或＋3（远处转移）1＋0.2×病灶最大直径（cm）。

以 PS≤3.99 和≥4.00 为界线将乳头状癌划分为低、高危险组，死亡率分别为 1％～2％、35％～65％。测定 DNA 含量是判断预后的重要指标，近年来已广泛应用于各种恶性肿瘤。DNA 非整倍体细胞＜50％患者 10 年均存活，而＞70％却全部死亡。流式细胞仪可快速、精确、可靠进禄 DNA 定量研究。

5.外放射治疗　外放射治疗一般对甲状腺癌不敏感，放射剂量高达 5 千微居里方能奏效，高剂量外照射对甲状腺可引致毁灭性损伤，同时又有致癌性。据文献报道，甲状腺切除、外放射治疗均可引致血清 TSH 值升高，TSH 能刺激肿瘤增加生长速度，加剧肿瘤所引起的症状。高 TSH 血症对肿瘤持续刺激会使分化型癌生物特性发生改变，转变成为高恶性程度的未分化癌。哈献文认为，分化型癌不论原发灶、转移灶手术后放疗意义不大，反会导致第 2 次手术的困难。总之，分化型癌手术后，除非浸润性较强，姑息性切除外，不宜采用外放射治疗。[131]I 内放射治疗同样也会使分化型癌发生向未分化癌转化，还会引起白血病，少数患者引起致死性肺纤维化。

6.化疗　化疗对分化型癌的价值是很有限的，仅有偶然疗效，可能化疗后反而降低了机体免疫力，目前的化疗药物用于分化型癌手术后辅助治疗是无益的。

(二)髓样癌

髓样癌彻底手术治疗是行之有效的方法,不少患者可以治愈。

1.因考虑到多源性原发病灶,尤其家族性患者,颈淋巴转移率较高,多数学者强调应行全甲状腺切除加颈清除。有学者认为单侧肿瘤仍以施行患侧腺叶切除加改良式颈清除为宜。因为,病变大多数位于甲状腺中上 1/3,对侧甲状腺切除宜保留下极的大部切除术,可以保留下甲状旁腺。必须将切除标本仔细解剖,因为肿瘤可甚小,甚之仅为 C 细胞增生,用免疫组化法才能从细胞中查到降钙素以证实诊断。

对于 MEN-Ⅱa、Ⅱb 型患者,手术前必须注意有无并发嗜铬细胞瘤。若手术前证实此病存在应首先予以切除,然后再行甲状腺手术,以免在全身麻醉时发生肾上腺危象。同样,对散发性嗜铬细胞瘤患者也应常规排除并发甲状腺髓样癌的可能性,特别对双侧肾上腺受累、有家族史患者更要重视。此外,要注意检查血钙、血磷、甲状旁腺素以排除甲旁亢。家族性患者即使手术前无甲旁亢表现,在甲状腺手术时也应常规探查甲状旁腺,若发现肿大要一并切除,若 4 个甲状旁腺均增大时,行 3 个全切除,最后 1 个 1/2 切除。手术后 1 个月内复查降钙素以观察有无残留癌存在,若手术后降钙素已恢复正常可每年检测 1 次。预后较分化型癌差。手术后癌复发、远处转移多见,10 年无瘤生存率50%。发现颈淋巴转移采取经典式还是改良式颈清除,应视病灶、淋巴结浸润、转移程度而定。无论散发型还是家族性患者都要每年测定血清降钙素、癌胚抗原,胸片、CT、MR 检查,要严密随访。

2.对放疗、化疗均不敏感,但对难以彻底切除的病变,放化疗可收到姑息性疗效。

(三)未分化癌

目前缺乏满意治疗方法,大多数患者来医院就诊时已属晚期难以彻底切除,仅有少数病例可以将肿瘤全部切除,但也只能获得短期疗效。未分化癌甚难控制,在气管切开保证呼吸道通畅情况下,行放射治疗化疗可收到姑息性疗效。

（四）鳞状细胞癌

很少能获得根治性切除，主要原因是 SCCT 呈浸润性生长，侵犯气管、颈部神经、血管、其他重要器官，手术不可能达到根治目的。SCCT 恶性程度高，病灶侵犯广泛，手术切除困难，并可促进肿瘤扩散。若能早期发现，根治性切除是最好选择，姑息性切除病灶也可缓解气管压迫症状，延长生存时间。对化疗不敏感。鳞状细胞癌不能彻底手术切除时，手术后化疗辅加放疗可能有助于延长生存时间。

经实验、临床证明甲状腺激素缺乏是发生甲状腺肿瘤常见原因。甲状腺激素缺乏，TSH 分泌增加，甲状腺在 TSH 刺激下先是弥漫性肿大，而后形成结节、肿瘤、甲状腺癌。分化型癌手术后应用甲状腺激素治疗可取得延长生存时间、预防肿瘤复发效果。几乎所有分化型癌都是依赖 TSH 的。因此，分化型癌行甲状腺切除后应尽可能完全抑制机体内源性 TSH 分泌，对预防复发具有重要意义。任何原因所造成的甲状腺功能低下都会使体内的 TSH 分泌量增高，促使甲状腺癌复发、转移灶增长。分化型癌在高 TSH 血症影响下有转变成未分化癌的倾向，应当给予充分抑制剂量甲状腺激素治疗，以纠正甲状腺功能低下状态的持续存在。甲状腺片 120～180mg/d，左甲状腺素片（优甲乐）50μg 每日 3 次可起到满意疗效。优甲乐为化学合成的，可通过人体内的转换机制达到 T_3、T_4 的生理平衡，血液浓度易控制，疗效稳定，疗效持续时间长，几乎无副作用。甲状腺片为动物甲状腺组织提取的，有效成分含量不稳定，易引起 T_3 波动，血液浓度不易控制，疗效不稳定，疗效持续时间短，T_3 波动大，不易控制，因而易产生一些甲亢症状，易引起潜在心脏病发作。优甲乐优于甲状腺片。所谓充分抑制剂量，因个体差异而不同，应先从小剂量开始，逐渐增加药量到出现轻度甲亢症状时，再减少药量至患者能耐受的最大剂量长期服用，应该是终身服用。作者曾用甲状腺片 240mg/d 治疗一例老年乳头状癌并肺转移患者生存五年之久，肺转移灶稳定，生活能自理。另外一例青年患者乳头状癌 3

次手术后颈淋巴广泛浸润性转移灶，并有喉部侵犯，已不能再次手术，服用甲状腺片 1200mg/d，一个月后颈部转移灶完全消失，并能正常工作。服用甲状腺激素治疗的适当剂量是脉率在 90 次/min 以下，FT_3、FT_4 在正常范围的高值，TSH 在正常范围的低值，ATG、ATM 在正常范围。我们认为，分化型癌手术后服用患者能耐受的充分抑制剂量的甲状腺激素治疗，对提高其远期疗效具有重要意义。内分泌治疗对髓样癌、未分化癌、鳞状细胞癌疗效不显著。

第五章　乳腺肿瘤

一、常见乳腺良性肿瘤

(一)乳腺纤维腺瘤

由增生的纤维组织与腺上皮组成,又称乳腺纤维腺瘤、腺纤维瘤、腺瘤等,主要是根据构成肿瘤的纤维成分和腺上皮增生程度不同而分别命名的,为乳腺纤维上皮肿瘤中的一类,是乳腺良性肿瘤中最多见者,约占良性肿瘤的3/4。

1.病因　小叶内纤维细胞对雌激素的敏感性异常增高,可能与纤维细胞所含雌激素受体的量或质的异常有关。雌激素是本病发生的刺激因子,所以纤维瘤多见于卵巢功能期,老年人较少发生。

2.病理　大体形态上多有完整包膜,切面质地均匀或粗颗粒状隆起,呈灰白色或淡红色,瘤体略外翻。根据瘤体的生长部位、体积大小、组织结构等,将乳腺纤维腺瘤分为腺瘤样纤维腺瘤、导管内型纤维瘤、管周型纤维腺瘤、囊内纤维腺瘤、混合性纤维腺瘤、巨大纤维腺瘤、多型性纤维腺瘤、副乳腺纤维腺瘤等。管内型及分叶型的切面可见黏液样光泽、大小不等的裂隙;管周型的切面呈颗粒状;囊性增生型纤维瘤的切面见小囊肿;病程长的纤维瘤间质常呈编织状且致密,偶见钙化或骨化区。

3.临床表现　高发年龄为20~25岁,其次为15~20岁和25~30岁,60%以上的患者是30岁以下的女性。好发于乳房外上象限,约75%为单发,少数属多发,亦有发生于乳腺尾叶及副乳腺者。肿块直径在7cm以上者称巨纤维瘤。

4.诊断 根据以上临床表现,本病的诊断并不难。对于 20～30 岁的青年女性,乳腺内触及单发或多发包块且生长缓慢者,均应考虑本病的可能,B 超有助于诊断。临床上需注意它与乳腺叶状囊肉瘤、乳腺癌的区别。

5.治疗

(1)手术切除:乳房纤维腺瘤虽属良性,恶变可能性很小,但保守治疗无效,且有肉瘤变可能,故手术切除是治疗纤维腺瘤唯一有效的方法。由于妊娠可使纤维腺瘤增大,所以在妊娠前后发现的纤维腺瘤一般都应手术切除。切除时应将肿瘤连同其包膜及周围包裹少量正常乳腺组织整块切除为宜,肿块必须常规做病理检查。对于肿块直径小于 2cm,诊断明确的部分患者可以选择真空微创旋切,此方法具有手术损伤小、伤口美观、易于操作且十分精确等优点。但有费用较高,且不是整块切除的弊端。

在手术切口的选择方面,传统认为,为避免损伤乳管而形成乳漏,应做放射状切口,此种手术虽然操作容易,但所留瘢痕常使女性感到苦恼。我科采用隐蔽切口施行手术取得了良好的效果。例如,乳晕下肿块沿乳晕边缘做弧形切口,深部的肿块或乳房后肿块沿乳房下缘做弧形切口。

(2)内镜手术:利用内镜将肿块从腋下摘除,但操作复杂,费用昂贵。值得注意的是,术前必须结合病史、体征和乳腺 B 超、钼靶 X 线等检查明确诊断,怀疑恶性病变者不宜采用此种手术,以免引起肿瘤扩散。

(二)乳腺导管内乳头状瘤

导管内乳头状瘤是发生于导管内的良性上皮肿瘤。可发生于任何年龄的妇女,但以 40～50 岁的经产妇最常见。约 75% 为单发,大多位于乳头、乳晕下的大导管内;约 25% 为多发,多发生于中小导管,多发者亦被称为导管内乳头状瘤病。

1.临床表现 乳腺导管内乳头状瘤以乳头溢液或溢血为主要的临

床表现。本病病灶不同,表现症状各一。

（1）单发性大导管内乳头状瘤：常表现为间歇性自发溢液,或挤压、碰撞后溢液。多数患者发现在内衣上留下棕黄色的污迹就诊发现。溢液排出,瘤体变小,疼痛不明显,偶有压痛、隐痛。可在乳晕下或乳晕边缘部位扪及长约1cm的索状肿块或枣核大小的结节。如肿瘤所在的导管内积血积液,按压肿块即有血样、奶样或咖啡样分泌物从乳头溢出,但溢液口固定。文献报道,管内乳头状瘤发展为癌的概率低于5%,大导管内乳头状瘤癌变罕见,不属癌前病变。

（2）多发性中、小导管内乳头状瘤：源于乳腺末梢导管,位于乳腺周边区,是由于中、小导管内的腺上皮增生而形成。多在患侧外上象限有多个结节、颗粒成串珠状,边界不清,质地不均,部分有溢液症状,溢液呈血样、黄水样、咖啡样,也有部分无溢液者。本病恶变可达6%～8%,为癌前期病变,必须予以高度重视。

2.诊断　乳腺导管内乳头状瘤的诊断依据：①好发于中老年女性；②乳头经常有红色或咖啡样分泌物溢出,或于内衣上发现污渍；③可在乳头乳晕部触及肿块,挤压肿块时可有血性、浆液血性或浆液性分泌物自乳头溢出；④如无肿块扪及,但在乳晕区用食指尖沿顺时针方向挤压后,有乳头相应部位溢液者,结合纤维导管镜检查亦可作出诊断；⑤乳腺导管造影及分泌物涂片细胞学检查是重要的鉴别诊断方法,组织病理学检查可明确诊断。

3.治疗　乳腺导管内乳头状瘤最有效的治疗方法是手术治疗,药物治疗通常有助于减轻症状。术前行乳导管造影检查,有助于明确病变的性质及定位。术中快速病理检查,冷冻切片检查辨别乳腺导管内乳头状瘤和乳头状癌有时存在困难,术后宜行石蜡切片以进一步确诊。如果为单发的乳腺导管内乳头状瘤,行病灶完整切除；乳腺导管内乳头状瘤病,病变范围较广而且有一定的恶变率,切除范围应足够,有些需行乳腺区段切除。经病理检查发现有导管上皮增生活跃甚至已有上皮不典型增生者,目前主张行病灶切除术,术后应给予他莫昔芬治疗3个月,并注意定期检查。

二、乳腺癌

(一)流行病学

乳腺癌是女性最常见的恶性肿瘤之一。从世界范围来看,乳腺癌已成为全球妇女首发的恶性肿瘤。在欧美国家,乳腺癌占女性恶性肿瘤的 25%～30%。乳腺癌在女性中多见,男性罕见,男女比例为 1:100,20 岁以前本病少见,30 岁以后发病率迅速上升,45～50 岁较高。目前我国乳腺癌发病率呈逐年上升趋势,居女性恶性肿瘤发病的首位,且发病高峰年龄较西方国家提前 10 岁。乳腺癌病因尚不完全清楚,可能与以下因素相关:

1.家族史与乳腺癌相关基因　乳腺癌可表现为家族集聚的特征,即父系或母系中至少有 3 个亲属患乳腺癌,同时有乳腺癌和卵巢癌家族史,有双侧和(或)早期乳腺癌的家族史。

2.生殖因素

(1)初潮及停经年龄:初潮年龄小、停经晚是乳腺癌的危险因素之一。

(2)第一胎足月妊娠年龄晚:大量流行病学调查发现,未育妇女患乳腺癌的危险性要比生育过的妇女大。

(3)哺乳史:30 多项相关的研究中已有半数显示长时间母乳喂养可减少乳腺癌的危险性。

3.性激素　目前公认乳腺癌与性激素水平有关,特别是雌激素,包括内源性和外源性雌激素。

4.营养饮食

(1)脂肪与高热量饮食:有资料显示,少年时期高热量饮食(包括高脂饮食)使生长发育加速以及月经提前,从而导致中年以后体重的增加,最终会增加乳腺癌的发生率。

(2)乙醇:每日饮酒 3 次以上的妇女患乳腺癌的危险度增加。

(3)纤维素:纤维素对乳腺癌和大肠癌都有抑制发生的作用,研究发现少食蔬菜的妇女其乳腺癌的危险性轻度增加。

5.其他环境因素

(1)电离辐射:一般认为乳腺癌发病与电离辐射有关。

(2)药物:化疗药物在治疗肿瘤的同时,其本身也有致癌作用。

(二)诊断

1.普查　提高早期乳腺癌诊断率,需要全社会的重视和保健医疗机构的共同努力。①宣传普及乳房保健和早期乳腺癌的相关知识;②正确的乳房自查观念和方法;③定期进行乳腺癌健康普查:包括有经验医师或受过专门培训人员的体格检查和仪器检查。因为我国人群乳房致密型较多,且乳腺癌发病年龄偏轻,我们推荐结合受检人群年龄、体型选择相应检查项目,如年轻女性宜选高频超声检查,40岁以上可选乳腺 X 线照片检查。

2.体格检查

(1)望诊:患者取坐位,脱去上衣,目测双侧乳房大小、外形、弧度、轮廓是否对称,乳房皮肤颜色、乳头位置、乳头皮肤是否有糜烂等。

(2)触诊:一般取坐位,对乳房肥大与下垂、病变较小、质韧、形态不规则者,宜取卧位。先检查健侧乳房,再检查患侧乳房。应有顺序地用指掌平置胸前,轻轻触诊全乳房,特别应注意检查乳头、乳晕和乳腺腋尾部,以免漏诊。另外,应注意仔细检查腋窝和锁骨上有无肿大淋巴结。当检查腋窝时,请患者将检查侧手臂置于医生的肩或臂上,医生一手检查腋窝,另一手托住肘部,以便能够满意地触摸腋窝。

3.临床症状和体征　早期乳腺癌多数无明显症状而是在健康普查中发现。乳腺癌可有以下表现。

(1)乳腺肿块:乳腺癌以单发无痛性肿块多见。

(2)乳头溢液:特别是血性溢液,较多与乳腺癌并存,尤其是50岁以上妇女出现血性乳头溢液者约半数以上可能为恶性。

(3)乳腺腺体局限性增厚:指乳房内出现比其周围稍厚的组织,边界不清。增厚长期存在，与月经周期无关，或日益增厚、范围扩大，尤其是绝经后妇女，须予以重视。

（4）乳头糜烂：乳头糜烂、脱屑、结痂，一般乳头湿疹多见，但是早期乳腺癌中的乳头佩吉特病，电可表现如此，应注意鉴别。

（5）乳房痛：乳腺癌多为无痛性肿块，仅约 1/3 乳腺癌伴有乳房疼痛或胀痛不适。但如疼痛部位局限、固定，与月经周期无关或绝经后妇女，应查明原因。

（6）原因不明的乳晕皮肤水肿、乳房皮肤局限性凹陷，"酒窝征"，乳头回缩、固定，"橘皮样"外观；腋下肿块硬，乳房不能扪及肿块亦应及时就医。

4.影像学检查

（1）B 超：选择 7.5～10MHz 高频探头为佳，以显示清晰层次及结构，便于发现微小病变及肿瘤。B 超可以明确肿物大小、部位、形态及边界情况。

（2）乳腺 X 线检查：乳腺 X 线检查是目前公认中年妇女乳腺癌的筛查首选检查方式。乳腺癌在钼靶 X 线片所见可分为主要征象和次要征象。前者包括小于临床触诊的肿块，局限致密浸润，毛刺和恶性钙化；后者包括皮肤增厚和局限凹陷（"酒窝征"），乳头内陷和漏斗征，血运增加，阳性导管征，瘤周"水肿环"，以及彗星尾征等。凡具有 2 个或 2 个以上主要征象，或 1 个主要征象加上 2 个以上次要征象，乳腺癌诊断即可成立。

（3）磁共振（MRI）检查：MRI 的敏感性远高于 B 超和 X 线，特别对于致密型乳腺的微小病灶（直径小于 0.5cm）、边缘部位的病灶等非常有意义。但是 MRI 存在一定的假阳性和假阴性，对微钙化的显示不如钼靶敏感，检查时间长且费用昂贵。

5.乳腺导管内镜　乳腺导管内镜是诊断乳头溢液病因的检测手段，操作简便，创伤小，可直接观察乳管内的微小病变，而且诊断率较高，可重复检查。对乳管内微小病变的诊断和定位有重要作用。

6.病理学检查

(1)溢液涂片细胞学检查:无创、快捷方便,可重复进行,可作为乳头溢液的首选方法。但其检出率低,需反复进行,检查阴性者也不能排除恶性病变可能。

(2)印片及刮片细胞学检查:乳头、乳晕或乳腺其他部位有糜烂或溃疡时,可做印片(或刮片)细胞学检查。

(3)FNAB细针和空心针穿刺细胞学检查细针穿刺细胞学检查是诊断乳腺癌的一种简便、安全、创伤极小的方法,它可以直接明确病变的性质,假阴性率较低。空芯针除了具有与细针一样的简便、安全、经济等优点外,还可以获得更加明确的组织学诊断,并且可以进行雌激素受体(ER)、孕激素受体(PR)、Her-2的检测,指导进一步的治疗。

1)细针穿刺吸引细胞学检查:穿刺吸引必须从确切的病变部位采集足量的细胞。病变可触及的情况下,用手指夹压行穿刺吸引,病变不可触及或可触及但位于深部的情况下,最好在超声引导下进行。把握好穿刺针通过皮肤、脂肪到达病变部位的手感(在超声引导下转动针尖,如在病变内部则可见病变随针移动),进入病变部位后加负压。在病变内移动针尖尽量吸引组织,持续吸引30秒左右。这时针的移动范围一定限于病变内部,直到针的基部出现小泡时可停止吸引。将吸引材料用力吹到载玻片上,迅速用酒精固定送检。

2)空芯针活组织检查:使用 BIRD MAGNUM 自动活检装置及 BIRD MAGNUM 针,超声引导下行活检。其顺序和要领为:①行肿瘤标记,消毒皮肤和探头(可用消毒液代替超声用凝胶);②超声确定肿瘤,穿刺部位皮肤与针的刺入路径行局麻;③用 18G 针切开穿刺部皮肤,并刺入肿瘤的前面;④超声引导下将活检针前端稍刺到肿瘤(肿瘤较硬的情况下,针的尖端止于肿瘤前,有时不能取材。同时用超声确认刺入角度,为避免引起气胸要尽量平行于胸壁);⑤保持针不动,移开探头,用手压迫肿瘤,打开活检装置;⑥拔针,移动外筒将取材组织取出,如有必要再次进针取材(一般取 2～3 条组织);⑦消毒,贴创可贴,弹力绷带压迫 24 小时。

(4)麦默通乳腺活检系统：专门用于乳腺经皮穿刺进行活检的设备,在超声波或三维立体乳腺 X 光机影像设备的引导下,通过一个切口(约 3～4mm)获得高效足量的标本。操作简便,创伤小,由于所取的标本量足量,避免了反复穿刺取样,结果更加精确可靠。主要适用于临床不能扪及明显肿块的可疑病灶的病理诊断。

(5)手术切除活检术:此方法仍然是目前早期乳腺癌确诊的主要方法之一,基于保乳手术的开展,对切检时无瘤操作要求更高。若高度怀疑恶性,应在切开病灶检查前进行切缘检查以供进一步手术参考。切除活检应该既有诊断也有治疗的目的。因此,要完整切除可疑病灶及其周围 1cm 的正常组织,要满足病灶局部切除的要求及避免二次切除。

(6)肿瘤标志物检查:乳腺癌的标志物有癌胚抗原、铁蛋白、乳清蛋白、p53 基因及蛋白产物、c-crbB-2 基因及蛋白产物、CA-153、BRCA1 和 13RCA2 基因等,这些标志物存在于细胞、血液和体液中,对早期乳腺癌的诊断均有一定价值,但其特异性不强,不能作为确诊乳腺癌的指标。联合应用多项标志物检查,可以提高早期乳腺癌的敏感性和特异性。目前蛋白芯片及基因芯片技术已显示出早期诊断乳腺癌的巨大潜力。

7.组织学分类　依据 2003 年 WHO 肿瘤组织学分类,乳腺癌的组织学类型如下。

(1)原位癌

非特殊型

导管原位癌

Paget 病与导管原位癌

(2)浸润性癌

非特殊型

导管癌:约占全部乳腺癌的 75%,通常转移至腋窝淋巴结,预后比黏液癌、髓样癌及小管癌差,远处转移常见于骨、肺、肝和脑。

炎性癌

髓样癌,非特殊型:约占乳腺癌的5%～7%,单纯的髓样癌预后好,而混有浸润性导管癌成分的与导管癌的预后相似。

髓样癌伴淋巴细胞浸润

黏液腺癌:约占乳腺癌的3%,如大部分是黏液成分,则预后良好。

乳头状癌(微乳头状癌为主型)

小管癌:约占乳腺癌的2%,腋窝淋巴结转移不常见,预后比别的组织学类型好。

小叶癌:约占乳腺癌的5%～10%,预后与浸润性导管癌相近,除了转移至腋窝外,还转移至不常见的部位,如脑膜和浆膜表面。

伴浸润性癌的Paget病

未分化癌

鳞状细胞癌

腺样囊性癌

分泌性癌

筛状癌

(3)组织病理学分级(G)

所有浸润性乳腺癌(髓样癌除外)都应分级,推荐使用Nottingham联合组织学分级,由腺管形成的程度、细胞核的多形性和核分裂计数决定其分级。每项评分从1分(良好)至3分(差),然后将3类分数相加,评出3个等级。3～5分为1级(预后好),6～7分为2级(预后良),8～9分为3级(预后不良)。

8.乳腺癌的分期　乳腺癌的分期方法,数十年来曾先后推出数种,但仍以根据解剖方面疾病的程度制订的TNM分期系统被广泛应用。美国癌症联合会(AJCC)发布的癌症分期指南(第6版)修订稿于2003年1月正式生效,该指南对乳腺癌分期系统进行了重大修改和增补,与1997年版不同的是,增加了诊断中采用的影像学和病理学新技术(如前哨淋巴结活检及免疫组化技术),并把淋巴结个数作为分期依据。

(三)治疗

基于从 Halsted 理论(解剖学范畴)到 Fish 理论(乳腺癌生物学行为范畴)的变革,新的治疗理念和方法正在动摇和替代传统治疗方法。综合治疗已成为绝大多数乳腺癌的治疗方法。在手术治疗方面,近年来在保乳手术取得了成功之后,保腋窝的前哨淋巴结检测技术的研究正在积极展开,乳腺癌外科由根治性的大创伤手术,转向小创伤的功能性外科方向发展。

1.手术治疗 许多随机研究资料表明,对于大多数Ⅰ、Ⅱ期乳腺癌患者而言,选择全乳切除加腋窝清扫术或局部切除加腋窝清扫术加放疗的保乳治疗,是目前主要的治疗选择,其疗效相近。

自 1894 年 Halsted 提出乳腺癌根治术以来,一直都是治疗乳腺癌的标准术式。该术式的根据是乳腺癌转移乃按照解剖学模式,即由原发灶转移至区域淋巴结,此后再发生血运转移。而近 20 年来,Fisher 在对乳腺癌的生物学行为进行了大量研究之后指出,大多数乳腺癌自发病开始即是一个全身性疾病,主张乳腺癌的治疗原则是以手术为主的综合治疗。

(1)目前应用的主要术式

1)经典根治术:手术应包括整个乳房、胸大肌、胸小肌、腋窝及锁骨下淋巴结的整块切除。有多种切口设计方法,可采取纵或横行梭形切口,皮肤切除范围一般距肿瘤 3cm,手术范围上至锁骨下 2cm 水平,下至腹直肌上段,外至背阔肌前缘,内至胸骨旁或中线。乳腺癌根治术的手术创伤较大,目前较少采用,一般在胸肌筋膜、肌肉侵犯或腋窝广泛淋巴结转移时才选择。

2)扩大根治术:即在上述清除腋下、腋中、腋上三组淋巴结的基础上,同时切除胸廓内动、静脉及其周围的淋巴(胸骨旁淋巴结)。目前已极少使用。

3)改良根治术:有两种术式,一是保留胸大、小肌;二是保留胸大肌,切除胸小肌(Patey)。一般多用于经病理证实的Ⅰ、Ⅱ期乳腺癌。

淋巴结清除范围与根治术相仿。目前是国内治疗乳腺癌较多采用的手术方式。

4)全乳房切除术:切除整个乳腺,包括腋尾部及胸大肌筋膜。该术式适宜于年迈体弱不宜作根治术者。

5)保乳手术:20 世纪 80 年代以来,采用保留乳房的乳腺癌切除术(简称保乳术)治疗Ⅰ、Ⅱ期乳腺癌患者日渐增多,在欧美一些国家,已经成为治疗工、Ⅱ期乳腺癌的常规术式。已有 20 年随访结果的随机试验表明,Ⅰ、Ⅱ期乳腺癌保乳术和根治性手术后的生存率相同。

①保乳手术的适应证建议参照如下标准:

a.单一临床和钼靶片癌灶;

b.肿瘤直径≤3cm,距乳头 2cm 以上;

c.淋巴结 $N_0 \sim N_1$;

d.肿瘤分化程度和组织学分级较好;

e.患者自愿要求保乳且无绝对禁忌证;

f.局部较晚期癌治疗后降至Ⅰ、Ⅱ期者;

g.癌灶旁无广泛管内癌成分;

h.癌灶内无淋巴管癌栓;

i.具备术后放疗和定期随访的条件。

②在选择病例进行保乳治疗前,必须考虑下列禁忌证。

a.绝对禁忌证:ⓐ多原发病灶,并位于乳房不同象限;或钼靶片提示乳房内弥漫性微小钙化,伴有恶性特征;ⓑ患侧乳房接受过放射治疗;ⓒ保乳手术标本切缘阳性,经扩大切除,仍无法达到切缘阴性者;ⓓ妊娠是乳腺放疗的绝对禁忌,故妊娠前期不适合保乳手术,妊娠后期可以进行保乳手术,待分娩后进行放射治疗。

b.相对禁忌证:ⓐ胶原血管病变不能耐受放射治疗,如硬皮病、系统性红斑狼疮活动期患者等不适合保乳手术,但类风湿关节炎除外;ⓑ乳腺同一象限的多原发肿瘤及原发肿瘤周围存在性质不明的钙化灶;ⓒ肿瘤大小不是保乳绝对禁忌证,需看肿块和乳房的比例大小。如果该比例较大,治疗后美观效果差,即使肿块小于3cm也不适合保乳治疗。另外,较大肿块或临床分期较晚如Ⅲ期患者,如果进行过新辅助化疗后降期,达到保乳条件,可以保乳治疗。

③手术过程

a.推荐切口:一般建议乳房和腋窝各取一切口,若肿瘤位于乳腺尾部,可采用一个切口。切口方向与大小可根据方便手术及保证术后美容效果来选择弧形或放射状切口。一般不主张切除皮肤。

b.乳房原发灶切除范围应包括肿瘤、肿瘤周围1~2cm的组织以及肿瘤深部的胸大肌筋膜。活检穿刺针道、活检残腔以及活检切口皮肤瘢痕应包括在切除范围内。

c.对乳房原发灶手术切除的标本进行上下、内外、前后等方向的标记,并进行术中快速冷冻切片检查或印片细胞学检查,术后需石蜡病理切片核实。钙化灶活检时,应对术中切除标本行钼靶摄片,以明确病灶是否被完全切除及病灶和各切缘的位置关系。

d.乳房手术残腔止血、清洗,可考虑放置4~6枚钛夹作为放疗瘤床加量照射的定位标记。逐层缝合皮下组织和皮肤。

e.腋窝淋巴结清扫,前哨淋巴结活检是否可取代腋淋巴结清扫尚有争议。

f.若术中或术后病理报告切缘阳性,则可再次扩大切除以达到切缘阴性。虽然对再切除的次数没有限制,但当扩大切除达不到美容效果的要求时建议改行全乳切除。

④术中注意事项

a.严格遵守无瘤术原则:ⓐ术中尽量少按压肿瘤体,减少肿瘤细胞扩散;ⓑ如有肿瘤破溃,可在常规皮肤消毒前,用过氧化氢溶液清洗创面,或用碘酊清洗2~3遍后,再用无菌纱布垫将创面盖严,四周缝合固定,使溃烂创面与正常皮肤隔离,然后再按手术范围常规消毒;ⓒ清除淋巴结时,先远后近,应将病变组织整块切除,除腋部血管神经纤维外,不留脂肪组织,以防淋巴结的遗漏;ⓓ术终时先用无菌蒸馏水冲洗,再用氮芥水浸泡创面 5 分钟;ⓔ术中可考虑静脉滴注氟尿嘧啶 500～750mg,对防止手术中癌细胞扩散有一定作用。

b.防止血管神经损伤:对侵及血管壁不易分离的淋巴结,不必勉强剥离,以免造成血管损伤,可在术后行放射治疗来弥补。清理腋窝时,注意保护胸长神经及胸背神经。前者在胸壁外,沿前锯肌表面下行,支配前锯肌;后者在胸长神经外侧,沿肩胛下肌前缘下行于背阔肌。

c.防止创缘皮肤坏死:主要是皮肤缝合张力过大及血液循环障碍所致,切口设计合理,分离皮瓣时注意保留血管对防止皮肤坏死大有帮助。

d.防止血肿形成:多发生在锁骨下及腋窝下部。如术中止血严密,术后注意引流此两处即可避免发生血肿。

⑤术后异常情况的处理

a.血肿的预防及处理:将腋窝部引流管接负压引流,待引流出的液体变为淡黄色、引流液很少时(一般不多于 20ml),即可拔出引流管。如术后已发生血肿,可用粗针反复穿刺抽出血液,然后加压包扎。如血肿距切口较近,可拆去 1～2 针缝线,排除积血及血块。如血肿较大,并形成凝血块,穿刺抽吸压迫无效者,则需切开引流.

b.植皮区的处理:植皮区不宜过早更换敷料(一般 8～10 天),以免将未与创面充分愈合的皮片撕脱,造成坏死。如创面感染化脓,皮片被脓液浸泡则极易坏死,应提前更换敷料以便脓液排出,故术后判定植皮区有无感染亦很重要。

c.切口皮肤边缘坏死的处理:皮肤边缘出现坏死时,待其坏死界限清楚后将坏死部分剪除。

d.上肢水肿的处理:术后上肢水肿,多因局部组织的水肿压迫腋部静脉或淋巴管所致。可行热敷、弹力绷带包扎、肢体高举练习,多能自行恢复。

　　e.功能练习:患者拔出引流管后,能尽早地积极进行上肢高举,不断扩大肩关节的活动范围,可使肢体功能逐渐恢复。

　　(2)腋窝淋巴结清扫术:尽管腋窝淋巴结清扫术对于提高患者的总体生存率作用不大,但有利于局部控制,也提供了分期和预后的信息,因为淋巴结状态是一重要的预测因子。淋巴结阴性的乳腺癌患者,10年的总体生存率期望值至少为70%,而淋巴结阳性的患者10年的总体生存率明显降低。目前的标准是所有Ⅰ期和Ⅱ期乳腺癌患者,腋窝淋巴结清扫术应达解剖学Ⅰ级或Ⅱ级淋巴结。作保乳手术的浸润性乳腺癌患者,当原发灶位于乳腺尾部时,肿瘤广泛切除与腋窝清扫可做一个手术切口进行,其他部位的原发灶都应该做单独的手术切口,腋窝清扫可在腋窝皮肤皱褶处做一个弧形的手术切口,可获得最佳的美容效果。切口前缘不应超过胸大肌外侧缘,后端不超过背阔肌外侧缘,超出此范围的手术切口将严重影响今后的外观,对清扫腋顶部并无大的帮助。腋窝淋巴结清扫术应包括清除全部Ⅰ、Ⅱ级淋巴结组织,如果Ⅲ级淋巴结比较明显或者经病理证实转移,也应将其清除。然而,清除临床Ⅰ期患者的Ⅲ级淋巴结对于分期意义不大,因为仅有1%～3%的Ⅰ期乳腺癌患者Ⅲ级淋巴结为阳性。并且,清除Ⅲ级淋巴结增加了术后淋巴水肿的风险,尤其对于术后行放疗的患者。清除Ⅰ、Ⅱ级淋巴结应保留胸长神经及胸背神经,并且要避免损伤腋血管。术后应放置密闭负压引流,直到引流量很少时将其拔出。

　　早期乳腺癌患者,腋窝淋巴结受累的危险度低,不需要作彻底的腋窝淋巴结清扫。有学者认为对于这些患者前哨淋巴结活检是首选的腋淋巴结分期方法。

　　(3)前哨淋巴结检测:乳腺癌外科手术范围呈不断缩小的趋势。然而到目前为止,无论是在标准根治术、改良根治术还是在保乳手术中,腋淋巴结清扫仍是必不可少的重要组成部分。腋淋巴结清扫虽可降低局部复发率,但并不能延长患者的总生存率,而且尚可并发上肢水肿及功能障碍等。对早期和较早期乳腺癌患者,腋淋巴结清扫的必要性越来越受到人们的质疑。近 10 年来,大量的临床资料证实了前哨淋巴结的存在并可以找到。乳腺癌前哨淋巴结活检研究的进展,将使相当部分患者免除腋淋巴结清扫。

1)定义与临床意义:前哨淋巴结(SLN)是首先接受原发肿瘤淋巴引流的一个或一组数个特殊淋巴结。SLN 的存在,说明原发肿瘤区域淋巴结的转移是按可以预测的顺序经淋巴管首先转移至 SLN,再进一步转移至远端淋巴结。SLN 作为有效的屏障可以暂时阻止肿瘤细胞在淋巴系统进一步扩散。如果 SLN 无肿瘤转移,理论上原发肿瘤引流区域中其他淋巴结就不会发生肿瘤的转移。通过对乳腺癌患者进行 SLN 活检,可以避免进行不必要的腋窝淋巴结清扫,从而可避免上肢水肿、麻木、运动障碍等相关并发症的发生。目前,SLN 活检预测腋窝淋巴结阳性的准确率可达 90%～98%,假阴性率可控制在 5%～10%。

2)SLN 活检的适应证与禁忌证:适用于 $T_{1\sim2}N_0M_0$ 病例(即临床体检腋淋巴结阴性的乳腺癌患者),特别是准备实施保留乳房手术的患者。当原发肿瘤小于 2cm 时,SLN 预测腋窝淋巴结有无癌转移的准确性可接近 100%。但下列情况不宜行 SLN:①乳腺多原发肿瘤灶;②患侧乳腺或腋窝曾放射治疗过;③患侧腋窝淋巴结已行活检;④乳腺原位癌;⑤妊娠哺乳期乳腺癌;⑥示踪剂过敏者。

3)SLN 活检方法:根据淋巴结活检时所用示踪剂不同,分为蓝色染料法、放射性核素法和上述两种示踪剂联合应用进行活检。蓝色染料法的示踪剂有 1% 的淋巴蓝、1% 的亚甲蓝和 0.75% 的专利蓝。核素示踪剂主要为 ^{99m}Tc 标记的硫胶体、人血清白蛋白、右旋糖酐、硫化锑等。示踪剂的注射部位主要有肿瘤周围表面的皮内和皮下、肿瘤周围、肿瘤内、乳晕下等。由于皮肤的浅表淋巴网密度较大,因此选择皮内或皮下注射似乎更容易发现 SLN。有作者建议当病变浅表时选择皮下注射,

病变较深时选择瘤周注射。我们进行活检目前采用1%的亚甲蓝作为
示踪剂,注射4ml于肿瘤周围,术中循蓝染淋巴管找到蓝染淋巴结即前
哨淋巴结。此方法简单易行,且无核素污染,但其有效性尚待进一步
证实。

4)SLN活检存在的问题与展望:乳腺癌前哨淋巴结活检至今仍有
不少争议。①无论采用哪一种活检方法,活检成功与否与操作者的经
验直接相关,Giuliano等的最初研究中活检成功率为56%,而最近报道
其成功率达到了99%~100%;②目前对示踪剂的注射方法、注射量,以
及注射后按摩时间都存在争议;③术中冷冻快速切片与石蜡切片的诊
断符合率存在一定的差异;④内乳淋巴结区也是乳腺癌淋巴循环的第
一站,其转移率为16%~20%,如果腋窝淋巴结无转移,而内乳淋巴结
有转移,是否继续进行内乳淋巴结活检尚有争议;⑤新辅助化疗后临床
能够明确看到肿瘤、淋巴结的缩小,一部分可以达到病理上的完全缓
解,化疗使癌组织纤维化、坏死、瘢痕形成等,都将影响前哨淋巴结对示
踪剂的吸收,从而影响是否进行腋窝清扫的决策。但是,任何一种新技
术在临床上进行推广应用时,必先进行大量的临床试验来证明其有效
性,并总结出具体操作规程。预期不久的将来,前哨淋巴结活检将成为
乳腺癌手术的常规手段。

(4)乳房再造术:乳房再造术是指利用自体组织移植或乳房假体置
入进行缺损的乳房再造。包括即时再造和延迟性再造。目前,自体组
织移植乳房再造术已比较成熟,可采用自体肌皮瓣移植和(或)乳房假
体置入以重建一个外形逼真、手感良好、与对侧乳房对称的新乳房。研
究表明,乳癌术后实施乳房再造不会对肿瘤的演变过程产生不良影响,
无论是从局部肿瘤复发率或是从生存率进行比较,均与对照组无明显
差异,也不会妨碍对乳房肿瘤复发的发现。乳房再造术大致分为6个
方面:①胸壁皮肤缺失的修复;②半球形乳房的再造;③腋窝前皱襞缺
失的修复;④锁骨下凹陷的整形;⑤乳头乳晕的再造;⑥双乳不对称性
的修复。乳房再造时必须首先致力于与健侧的对称,这样才会使以后
的调整简单易行。

　　乳房再造术的方法有多种,但目前尚无一种手术方法可以适用于所有需要乳房再造的患者。乳房切除术后的再造方法选择,主要根据患者的具体条件,以及乳房局部所保留的组织量来决定。具体归纳如下:

　　1)局部组织量比较充足:切口瘢痕不大,瘢痕周围皮肤张力不大,保留有部分乳腺组织、乳头乳晕和胸大肌者可选择:①直接皮下或胸大肌下假体置入;②下胸皮瓣向上推进加乳房假体置入。

　　2)局部组织量中度缺损:介于组织量比较充分和严重缺损两者之间。可选择:①下胸皮瓣向上推进加乳房假体置入;②皮下或肌肉下组织扩张后乳房假体置入。

　　3)局部组织量严重缺损:切口瘢痕宽大,瘢痕周围皮肤张力大,或乳房切除的局部有移植的皮片,胸大肌缺如,肋骨位于皮下,皮下组织量甚少。可选择:①背阔肌肌皮瓣加乳房假体置入;②腹直肌肌皮瓣;③臀大肌肌皮瓣。

　　2.内分泌治疗　　内分泌治疗作为各期乳腺癌全身治疗的一个切实可行的重要手段,已引起了广泛的重视。在欧美国家,内分泌反应性的乳腺癌约占所有乳腺癌的 3/4,在我国约占 60%。对于内分泌反应性的乳腺癌,内分泌治疗和化疗的疗效相当,应用内分泌治疗,可降低乳腺癌患者术后复发和死亡率;并能改善有复发、转移的乳腺癌患者的生存期和生活质量。

　　内分泌治疗的主要机制是干扰雌激素介导的细胞生长和分化。由于毒性小,疗效肯定,并且可以通过受体检测预测其反应性,而使其在乳腺癌的治疗中得以广泛采用。

　　2005 年的美国国家综合癌症网络(NCCN)制定的乳腺癌辅助内分泌治疗指南发生了重大变化,更加强调了芳香化酶抑制剂(AI)的作用和地位。

　　(1)绝经前患者:先用他莫昔芬(TAM)2～3 年加或不加卵巢抑制或去势,2～3 年后如果患者绝经,可有两种选择:继续使用 TAM 直至5 年,或改用依西美坦或阿那曲唑 2～3 年,共用内分泌治疗 5 年。未绝经者完成 5 年 TAM 治疗后,如果仍未绝经,则中止内分泌治疗;如果绝经,则可再用来曲唑 5 年。

卵巢去势推荐用于下列绝经前患者:

1)高度风险且化疗后未导致闭经的患者,去势后可同时与 TAM 联合应用,也可以与第三代 AI 联合应用。

2)不愿意接受辅助化疗的中度风险患者,可同时与 TAM 联合应用。

3)对 TAM 有禁忌者。

卵巢去势有手术切除卵巢、药物去势(GnRHa)及卵巢放射,但后者现在很少采用。目前推荐药物去势的治疗时间是 2～3 年。

(2)绝经后患者:有 4 种选择:①应用阿那曲唑 5 年;②TAM 2～3 年后改用依西美坦或阿那曲唑治疗 3～2 年,共治疗 5 年;③TAM 4～5 年后改用来曲唑 5 年;④如果患者有使用 AI 的禁忌证或拒绝使用 AI,可用 TAM 5 年。

NCCN 指南同时指出,在乳腺癌辅助 AI 治疗时,需明确绝经定义,其标准如下:①双侧卵巢切除;②年龄≥60 岁;③小于 60 岁者,已停经 12 个月或更长时间,除外化疗、TAM、托瑞米芬或卵巢抑制剂所致停经,卵泡刺激素和血-浆雌二醇水平处于绝经后范围;④如果接受 TAM 或托瑞米芬治疗,且年龄小于 60 岁,则卵泡刺激素和血浆雌二醇水平应处于绝经后范围;⑤对于正接受促黄体生成素释放激素激动剂或拮抗剂治疗的患者,不能确定患者的绝经状态;在辅助化疗期间出现的停经,并不是可靠的绝经指标。

NCCN 指南的变化说明了乳腺癌治疗观念随着大规模临床试验的结果在不断更新。临床医生应不断追踪最新研究动态,同时结合患者的具体情况制定合适的个体化治疗方案。

2005 年 St.Gallen 会议最重要的共识是,通过对患者内分泌治疗反应性的评价来确定合适的治疗方案,并将患者对内分泌治疗的反应性划分为以下 3 类;并对乳腺癌危险分级进行了更新(表 5-1),由此确定了新的治疗模式(表 5-2)。

1)内分泌治疗敏感型:患者的乳腺癌细胞有雌激素和(或)孕激素受体表达(以免疫组化或生物化学方法检测),内分泌治疗可能有效提高这部分患者的无病生存率和总生存率。

2)内分泌治疗反应不确定型:属于新定义,系指患者的雌激素受体表达低或是活力低下。特点包括雌激素和(或)孕激素受体低水平表达(一般认为小于 10% 的肿瘤细胞 ER/PR 阳性)、缺乏孕激素受体的表达(不管雌激素受体表达水平如何)、某些指标提示对内分泌治疗可能有抵抗、较高的淋巴结转移数、尿激酶纤溶酶原激活因子抑制剂-1 的表达和(或)纤溶酶原激活因子抑制剂-1(uPA/PAI-1)的表达以及增殖活性相关指标增高。内分泌治疗反应不确定的患者单独使用内分泌治疗,不能获得确切的疗效,需要联合辅助化疗。

3)内分泌治疗不敏感型:指未检测到肿瘤细胞有激素受体表达的患者。

这种初步分类的价值在于,部分对内分泌敏感的患者可以单独应用内分泌治疗,而内分泌治疗不敏感的患者适合单独化疗,而内分泌反应不确定型的患者适合联合使用化疗和内分泌治疗。

表 5-1　St.Gallen 共识对危险分级的更新

危险度分级	特征
低度危险	淋巴结阴性并同时具备以下所有特征:①标本中病灶大小(pT)小于 2cm;②分级 1 级且瘤周血管未被侵犯;③FIER-2 基因没有过度表达或扩增;④年龄≥35 岁
中度危险	①淋巴结阴性且有下列至少一条:a.标本中病灶大小(pT)≥2cm;b.分级 2~3 级或瘤周血管侵犯;c.HER-2 基因过度表达或扩增;d.年龄小于 35 岁②阳性淋巴结 1~3 个且无 HER-2 的过度表达和扩增
高度危险	①阳性淋巴结 1~3 个且 HER-2 过度表达或扩增②阳性淋巴结 4 个或以上转移者

表 5-2　2005 年 St.Gallen 共识确定的治疗模式

危险级别	内分泌治疗敏感	内分泌治疗不确定	内分泌治疗不敏感
低危	ET 或 Nil	ET 或 Nil	不适用 ET
中危	单用 ET 或 CT→ET CT+ET	CT→ET (CT+ET)	CT
高危	CT→ET (CT+ET)	CT→ET (CT+ET)	CT

　　对于晚期乳腺癌患者,一般认为有以下情况者可作为首选内分泌治疗的适应证:①患者年龄>65 岁;②辅助治疗后无病生存期(DFS)>2 年;③骨和软组织转移;④ER 或 PR 阳性,ER 和 PR 均阳性则效果更好;⑤以往对内分泌治疗有效。

　　现阶段内分泌治疗的药物主要有以下几类。

　　1)抗雌激素治疗:抗雌激素药物有两类:①三苯乙烯的非甾体衍生物,包括他莫昔芬(TAM)和托瑞米芬,属于雌激素拮抗及激动剂的混合物;②纯抗雌激素药物,包括 ICI164384、EM-800 等,尚在实验阶段。

　　TAM 的用法为 10mg bid 5 年。主要副作用有潮热、闭经、阴道分泌物和出血、恶心,偶有眼科并发症及子宫内膜癌报道。

　　2)芳香化酶抑制剂:绝经前妇女卵巢是产生雌激素的主要部位,绝经后妇女雌激素主要来自肾上腺产生的睾酮,及少量由脂肪、肌肉、肝脏产生的雄性物质经芳香化酶转化生成。AI 抑制雄激素向雌激素转化,是绝经后激素依赖性乳腺癌的主要内分泌疗法。且已取代了晚期乳腺癌的肾上腺切除的抑制疗法。

　　AI 主要有两类:①非甾体类 AI:阿那曲唑 1mg qd 或来曲唑 2.5mg qd;②甾体类 AI:依西美坦。

　　3)促性腺激素释放素(GnRH)类似物:绝经前妇女雌激素的产生来源于垂体促性腺激素控制的卵巢分泌。而促性腺激素又在下丘脑促性腺激素释放素(GnRH)刺激下产生。当持续暴露于 GnRH 及其类似物时,垂体对 GnRH 的敏感性下降,从而使促性腺激素释放下降至绝经后妇女水平,其作用相当于卵巢切除术,故被称为"内分泌药物去势"。抗肿瘤缓解率(CR+PR)达 $30\% \sim 45\%$,持续缓解中位期达 9 个月,另外约 20% 临床稳定(SD),此结果与手术去势相似。

4)孕激素及其他治疗:孕激素用于治疗进展期乳腺癌已有 30 余年历史,但其机制仍不清楚,可能是通过抑制腺垂体分泌 PRL、LH、FSH 而影响雌激素。

5)雄激素:雄激素可抑制垂体的促生殖腺激素,从而抑制卵泡刺激素及黄体生成素,使乳腺组织萎缩。雄激素对进展期乳腺癌缓解率可高达 $20\% \sim 39\%$,可作为三线治疗,但其绝对缓解率低(11%),毒性反应明显。对绝经后妇女比绝经前者好,雄激素对晚期乳腺癌有一定的疗效。常用的雄激素制剂有丙酸睾酮和二甲睾酮。

3.化学药物治疗

(1)新辅助化疗:新辅助化疗亦称术前化疗,是指在手术治疗前,以全身化疗作为乳腺癌的第一步治疗,待肿块缩小或消失后再行手术治疗。

1)新辅助化疗的意义

①新辅助化疗使不可切除的肿瘤变为可切除,显著提高了对肿瘤局部的治疗效果。

②全身化疗使已存在的亚临床转移灶得以控制,提高了局部进展期乳腺癌患者的生存率。我们的研究显示,新辅助化疗虽然未明显提高Ⅱ期乳腺癌的 5 年生存率($P>0.05$),但改善了Ⅲ期乳腺癌的远期疗效,降低了局部复发率和远处转移率,提高了肿瘤的根治切除率和 5 年无病生存率及总生存率。同时,减少了同期需行植皮手术率、提高了保乳率、改善了患者的生活质量、降低了局部复发与转移率($P<0.05$),对区域性淋巴结转移亦有控制作用($P<0.05$)。

③新辅助化疗作为体内药敏试验用以指导化疗方案的个体化。

④在动物模型的研究中已经证实,原发肿瘤切除后,转移灶肿瘤细胞的倍增时间缩短,肿瘤迅速增长;同时,耐药细胞数大增。术前化疗可防止肿瘤细胞的增殖及遏制耐药细胞的产生。

2)新辅助化疗注意事项

①事先必须获得乳腺癌的病理学诊断。

②获得病理学依据的同时,取癌组织进行相关生物学指标的检测,为患者的个体化治疗和预后提供一定的依据。例如 C-erbB-2 既是化疗耐药的预测指标,又是预后不良的指标,而且有相应的单克隆抗体药物(如赫赛汀)进行针对性的治疗。

③新辅助化疗实施 2 周期后,进行疗效评估,如效果差应及时更改方案。

④新辅助化疗前进行胸片、B 超、全身骨扫描等,以了解远处转移情况。

(2)术后辅助化疗:自 20 世纪 70 年代以来,辅助化疗已越来越广泛地应用于乳腺癌的治疗,是乳腺癌综合治疗中的重要组成部分。

2000 年美国国立癌症研究所制定了辅助化疗标准:①对于区域淋巴结阳性的乳腺癌患者,术后都应该接受辅助化疗;对于区域淋巴结阴性的浸润性乳腺癌患者,应分为转移和复发低危和中、高危两组,低危组患者不需要接受术后辅助化疗,而中、高危组患者应予以辅助化疗。②低危组患者必须同时符合以下四个条件:激素受体阳性;肿瘤直径小于 1cm;组织学分级为 I 级;年龄大于 35 岁。

我国目前常用的辅助化疗方案如下。

CMF 方案

环磷酰胺(CTX)100mg/m² ,口服,第 1～14 天;

甲氨蝶呤(MTX)50mg/m² ,静滴,第 1、8 天;

氟尿嘧啶 500mg/m² ,静滴,第 1、8 天;

28 天为 1 个周期,共 6 个周期。

AC 方案

阿霉素(ADM)60mg/m^2,静滴,第 1 天;

CTX 600mg/m^2,静滴,第 1 天;

21 天为 1 个周期,共 4 个周期。

EC 方案

表阿霉素(EPI)100mg/m^2,静滴,第 1 天;

CTX 600mg/m^2,静滴,第 1 天;

21 天为 1 个周期,共 4~6 个周期。

FAC 方案

CTX 500mg/m^2,静滴,第 1 天;

ADM 50mg/m^2,静滴,第 1 天;

氟尿嘧啶 500mg/m^2,静滴,第 1 天;

21 天为 1 个周期,共 6 个周期。

FE$_{100}$C 方案

氟尿嘧啶 500mg/m^2,静滴,第 1 天;

EPI 100mg/m^2,静滴,第 1 天;

CTX 500mg/m^2,静滴,第 1 天;

21 天为 1 个周期,共 6 个周期。

TAC 方案

多西他赛 75mg/m^2,静滴,第 1 天;

ADM 50mg/m^2,静滴,第 1 天;

CTX 500mg/m^2,静滴,第 1 天;

21 天为 1 个周期,共 6 个周期。

AC→P 方案

ADM 60mg/m^2,静滴,第 1 天;

CTX 600mg/m^2,静滴,第 1 天;

21 天为 1 个周期,共 4 个周期;

序贯以紫杉醇 175mg,静滴,3 小时,第 1 天;

21 天为 1 个周期,共 4 个周期。

NE 方案

长春瑞滨 25～30mg/m²,静滴,第 1、8 天;

EPI 75mg/m²,静滴,第 1 天;

21 天为 1 个周期,共 4～6 个周期。

AT 方案

ADM 50mg/m² 或 EPI 75mg/m²,静

滴,第 1 天;

紫杉醇 175mg/m² 或多西他赛 75mg/m²,

静滴,第 1 天;

21 天为 1 个周期,共 4～6 个周期。

每年国际国内均有相关的治疗指南指导,如 NCCN、St.Gallen、中国抗癌协会等,是临床应用的重要参考指南。而且,应该注意用药个体化,避免严重化疗副反应的发生。

4.生物治疗 在乳腺癌中,人类表皮生长因子受体(Her)家族是研究最深入的生物学因子之一。其中,Her-2 与乳腺癌发生、发展、转移和预后密切相关。在大约 20%～30% 的原发性浸润性乳腺癌中可以观察到 Her-2 的基因扩增和过度表达,并与肿瘤细胞的转移活性密切相关。Her-2 过度表达的乳腺癌多为 ER 阴性的低分化癌,这类患者的无瘤生存率(DFS)和总生存率(OS)下降,同时预示对某些化疗和内分泌治疗药物耐药,预后不佳。

赫赛汀即曲妥珠单抗,是第一个应用于乳腺癌临床治疗,并被证实有效的分子靶向治疗药物。其作用机制是与 Her-2 受体结合后干扰后者的自身磷酸化,阻碍异源性二聚体形成,抑制信号传导系统的激活,从而抑制肿瘤细胞增殖。赫赛汀单药治疗复发、转移性乳腺癌有效率为 15% 左右,该药与一些化疗药物之间存在着相互作用。与铂类、多西紫杉醇、长春瑞滨有协同作用;与表柔比星、紫杉醇、环磷酰胺有相加作用;但与 5-氟尿嘧啶有拮抗作用。

赫赛汀治疗乳腺癌的适应证为 Her-2 扩增或过度表达的患者(免疫组化法检测"＋＋＋"或 FISH 法检测过表达),作为辅助或解救治疗,可以单独应用或联合化疗,但应避免与蒽环类同时应用,以免加重心脏毒性。

赫赛汀的治疗方案和注意事项:①赫赛汀 6mg/kg(首剂 8mg/kg)每 3 周方案,或 2mg/kg(首剂 4mg/kg)每周方案。目前暂推荐的治疗时间为 1 年。②首次治疗后观察 4～8 小时。③与蒽环类化疗同期应用须慎重,但可前后阶段序贯应用。与非蒽环类化疗、内分泌治疗或放疗都可以同期应用。④每 4～6 个月监测 1 次左心室射血分数,治疗中若出现左心室射血分数低于 50%,应暂停治疗,并跟踪检测左心室射血分数结果,直至恢复 50% 以上方可继续用药。若不恢复、继续恶化或出现心衰症状则应当终止赫赛汀治疗。

新近推出的 lapatinib 是一种口服小分子表皮生长因子酪氨酸激酶抑制剂,可以同时作用于 EGFR 与 Her-2。联合卡培他滨可提高晚期乳腺癌的疗效。它与赫赛汀无交叉耐药,且能透过血-脑脊液屏障,适用于有脑转移的乳腺癌。

5.放射治疗 放射治疗是乳腺癌局部治疗中的重要手段之一,其主要适应证包括:①早期乳腺癌保乳根治术后的根治性放疗,是保乳术不可缺少的重要组成部分。前瞻性研究表明,10 年局部复发率放疗与无放疗组分别为 12% 和 53%。②乳腺癌根治术后胸壁加区域淋巴结的放疗,可有效降低局部复发率。③放疗是局部晚期患者的综合治疗中的重要组成部分,也是晚期骨、脑等转移的姑息治疗手段。④是局部区域性复发患者的重要补救措施。

6.预后和随访

(1)预后

1)分期和预后:肿瘤分期仍然是最重要的预后因素。乳腺癌的分期与预后明显相关,不同期别的患者 5 年生存率相差很大,期别越早,预后越好,反之则越差。

2)危险度级别和预后:按照下面六个条件将乳腺癌分成低、中、高三个危险度分级:①标本中肿块的大小;②患者年龄;③淋巴结转移情况;④组织学分级;⑤Her-2基因有无过度表达或扩增;⑥瘤周脉管侵犯情况。危险度越低预后越好,反之越差。

(2)随访:定期询问病史,进行体格检查及乳腺X线片检查,服用他莫昔芬的患者尚需进行盆腔检查。而骨显像、血液学检查包括肿瘤标志物检查、CT等检查不主张作为常规随访检查项目。

随访性检查的频率应与复发的风险平行。术后3年内乳腺癌患者复发和转移的风险较高,随访的时间间隔较短。术后5年以上的患者肿瘤复发和转移的风险明显降低,随访的时间间隔可适当延长。具体随访方法如下:

1)浸润性导管癌患者治疗后的随访

①术后3年内,每3～6个月复查1次;3～5年内每6～12个月复查1次;5年后每年复查1次。随访项目包括随访间期的病史和体格检查。

②乳腺切除的患者,对侧乳腺每年X线片检查1次。保乳术后的患者,患侧保乳术后6个月行X线片检查,建立基线。其后,双乳每年拍片1次。

③服用他莫昔芬的患者建议每年进行盆腔检查,服用AI或化疗后卵巢功能减退者应检测骨钙状态。

④教育患者每月自我检查乳房1次。

2)非浸润性导管癌患者治疗后的随访

①术后5年内每6个月采集随访间期的病史并进行体格检查。5年后每年进行1次。

②乳腺切除的患者,对侧乳腺每年X线片检查1次。保乳术后的患者,患侧保乳术后6个月行X线片检查,建立基线,其后,双乳每年拍片1次。

③服用他莫昔芬的患者建议每年进行盆腔检查,服用AI或化疗后

卵巢功能减退者应检测骨钙状态。

④教育患者每月自我检查乳房 1 次。

3）个体化随访

①对于有高危复发因素的患者,应采用加强随访,随访项目还应包括胸部 X 线片、腹部 B 超、基线骨显像片。

②对于有症状和体征提示可疑复发的患者应进行相关检查。

③对于心理负担重的患者,在常规检查项目的基础上适当增加检查项目以减轻心理压力,并适当进行安慰和疏导,可能对防止复发有益。情绪不佳的患者应注意随访并提醒患者调整情绪。

④对于育龄期乳腺癌患者,目前建议 3～5 年内避免妊娠。

7.骨转移的治疗　乳腺癌骨转移发生率为 65％～75％。远处转移中首发症状为骨转移者占 27％～50％。骨痛、骨损伤、骨相关事件(SREs)及生活质量降低是乳腺癌骨转移的常见并发症。骨放射性核素扫描(ECT)是骨转移初筛诊断方法,具有灵敏度高、早期发现、全身成像不易漏诊的优点。但也存在特异性较低、不易区分成骨性还是溶骨性病变、也不能显示骨破坏程度的缺点。MRI、CT 扫描或 X 线拍片是骨转移的影像学确诊检查方法。对于骨 ECT 扫描异常的患者,应该针对可疑骨转移部位进行 MRI、CT 或 X 线拍片检查,以确诊骨转移诊断,并了解骨破坏的严重程度。

骨转移的特点:①伴有疼痛的骨转移严重影Ⅱ向患者生活质量,但骨转移本身一般不直接构成生命威胁;②有效的治疗手段多,不合并内脏转移的患者生存期相对较长。

(1)治疗目标:骨转移综合治疗的主要目标:①缓解疼痛,恢复功能,改善生活质量;②预防和治疗骨相关事件;③控制肿瘤进展,延长生存期。

(2)治疗方案:可以选择的治疗手段有:①化疗、内分泌治疗、分子靶向治疗等;②双膦酸盐治疗;③手术治疗;④放射治疗;⑤镇痛和其他支持治疗。应根据患者具体病情制定个体化综合治疗方案。

(3)治疗原则：全身治疗为主。其中化疗、内分泌治疗、分子靶向治疗作为复发转移乳癌的基本药物治疗；双膦酸盐类可以预防和治疗骨相关事件。合理的局部治疗可以更好地控制骨转移症状，其中手术是治疗单发骨转移病灶的积极手段，放射治疗是有效的局部治疗手段。

治疗方法的选择要考虑患者肿瘤组织的激素受体状况（ER/PR）、Her-2 结果、年龄、月经状态以及疾病进展速度。原则上疾病进展缓慢的激素反应性乳腺癌患者可以首选内分泌治疗，疾病进展迅速的复发转移患者应首选化疗，而 Her-2 过度表达的患者可以考虑单用或联合使用曲妥珠单抗治疗。

进展缓慢的复发转移乳腺癌的特点：①原发和（或）复发转移灶肿瘤组织 ER 阳性和（或）PR 阳性；②术后无病生存期较长的复发转移患者（如术后 5 年以后 m 现复发转移）；③仅有软组织和骨转移，或无明显症状的内脏转移（如非弥散性的肺转移和肝转移，肿瘤负荷不大，不危及生命的其他内脏转移）。

绝经后复发转移乳腺癌，一线内分泌治疗的首选为第三代 AI，包括阿那曲唑、来曲唑、依西美坦，因为在他莫昔芬治疗失败的复发转移乳腺癌的二线治疗中，第三代 AI 比甲地孕酮更有效。在一线内分泌治疗中，新一代的 AI 明显优于他莫昔芬。绝经前复发转移乳腺癌患者首选化疗，适合或需要用 AI 作为内分泌治疗时，可以采取药物性卵巢功能抑制联合 AI。

乳腺癌骨转移患者，如果 ER 和 PR 阴性、术后无病间隔期短、疾病进展迅速、合并内脏转移、对内分泌治疗无反应者应考虑化疗。推荐用于转移性乳腺癌化疗的药物包括蒽环类、紫杉类、卡培他滨、长春瑞滨、吉西他滨。可以选择化疗方案有 CMF、CAF、AC、AT、XT、GT 方案。辅助治疗仅用内分泌治疗而未用化疗的患者可以选择 CMF（CTX/MTX/5-FU）或 CAF（CTX/ADM/5-FU）/AC（ADM/CTX）方案。辅助治疗未用过蒽环类和紫杉类化疗的患者首选 AT 方案（蒽环类联合紫杉类），如 CMF 辅助化疗失败的患者；部分辅助治疗用过蒽环类和

（或）紫杉类化疗的患者,但临床未判定为耐药和治疗失败的患者也可使用 AT 方案。蒽环类辅助治疗失败的患者,可以选择的方案有 XT（卡培他滨联合多西紫杉醇）和 GT（吉西他滨联合紫杉醇）方案。紫杉类治疗失败的患者,目前尚无标准方案推荐,可以考虑的药物有卡培他滨、长春瑞滨、吉西他滨和铂类,可以单药或联合化疗。

（4）放射治疗:放射治疗是乳腺癌骨转移姑息性治疗的有效方法。骨疼痛是骨转移的常见症状,也是影响患者生活质量及活动能力的主要原因;脊椎、股骨等负重部分骨转移并发病理性骨折的危险性约 30%,病理性骨折将显著影响患者的生存质量和生存时间。放射治疗的主要作用为缓解骨疼痛,减少病理性骨折的危险。治疗方法包括体外照射与放射性核素治疗两类。缓解骨痛的有效率为 59%～88%。值得注意的是放疗缓解骨痛的显效需要一定的时间,因此对于在放射治疗明显显效前的患者以及放射治疗不能完全控制疼痛的患者,仍然需要根据其疼痛程度使用止痛药以及必要的双膦酸盐治疗,可以使用负荷剂量。

（5）手术治疗:治疗目的是提高患者生活质量,骨外科技术的进步能使癌症骨转移患者最大限度解决对神经的压迫、减轻疼痛、恢复肢体功能,从而改善患者生活质量。对骨转移患者密切随访观察,早期发现骨转移灶,对具有潜在病理骨折的长骨作出恰当的判断是否需要手术,是提高患者生活质量的重要保证。其方法包括骨损伤固定术、置换术和神经松解术。固定术可考虑选择性用于病理性骨折或脊髓压迫,预期生存时间>4 周的乳腺癌骨转移患者。预防性固定术可考虑选择性用于股骨转移灶直径>2.5cm,或股骨颈骨转移,或骨皮质破坏>50%,预期生存时间>4 周的乳腺癌骨转移患者。

（6）止痛药的应用:止痛药是缓解乳腺癌骨转移疼痛的主要方法。止痛药治疗应遵循 WHO 癌症三阶梯止痛指导原则:首选口服及无创给药途径;按阶梯给药;按时给药;个体化给药;注意具体细节。

(7)双膦酸盐临床应用

1)适应证:① 高钙血症;② 骨痛;③ 治疗和预防骨相关事件(SREs)。SREs 对乳腺癌骨转移患者的生活质量具有至关重要的影响,它包括病理性骨折和脊髓压迫。为了缓解骨痛或预防和治疗病理性骨折或脊髓压迫而进行放疗、骨骼手术,改变抗癌方案以治疗骨痛、恶性肿瘤所致高钙血症。目前在乳腺癌骨转移中使用双膦酸盐的主要目的正是降低 SREs 的发生率。如果预期的生存期≥3 个月,且肌酐低于 3.0mg/dl,在治疗病情所需的化疗和激素治疗的同时,应及时给予双膦酸盐治疗。

2)主要药物

①第一代双膦酸盐以氯屈膦酸盐为代表,这些药物在 30 年前进入临床使用。

②第二代是含氮的双膦酸盐,包括帕米膦酸二钠、阿仑膦酸钠,这些药物抑制骨吸收的作用强于第一代药物。用量和用法:帕米膦酸盐 60～90mg,iv＞2 小时,每 3～4 周一次。

③第三代为具有杂环结构的含氮双膦酸盐唑来膦酸,和不含环状结构含氮的伊班膦酸,在作用强度和疗效方面比第二代有了进一步提高。用量和用法:唑来膦酸盐 4mg,iv＞15 分钟,每 3～4 周一次;伊班膦酸盐 6mg,iv＞15 分钟,每 3～4 周一次。

3)使用方法及注意事项

①在使用双膦酸盐前,应该检测患者血清电解质水平,重点关注血肌酐、血清钙、磷酸盐、镁等指标。

②临床研究表明第一代氯膦酸盐、第二代帕米膦酸盐和第三代唑来膦酸和伊班膦酸盐,都有治疗乳腺癌骨转移的作用。都可以用于治疗高钙血症、骨痛,预防和治疗骨转移相关事件。可以根据患者的具体情况进行选择应用。

③双膦酸盐可以与放疗、化疗、内分泌治疗、止痛药联合使用。

④长期使用双膦酸盐应注意每天补充钙 500mg 和维生素 D。

⑤在轻、中度肾功能不全(肌酐清除率>30ml/min)的患者中无需调整剂量,但严重肾功能不全(肌酐清除率<30ml/min)患者,应根据不同产品的说明书进行剂量调整(减量)或延长输注时间。

4)用药时间及停药指征

①用药时间:研究证明,双膦酸盐用于乳腺癌,出现骨相关事件的中位时间为 6～18 个月,所以用药时间至少 6 个月。

②停药指征:使用中监测到不良反应,且明确与双膦酸盐相关;治疗过程中出现肿瘤恶化,出现其他脏器转移并危及生命;临床医生认为需要时;但经过其他治疗骨痛缓解后不是停药指征。

第六章　胃癌

20 世纪 90 年代中期以来人们对胃癌的认识及治疗有明显的进展。对可切除胃癌,在西方国家常规行腹腔镜探查来进行术前分期和评估,美国癌症协会 A 对胃癌的分期也有改变,以前重视胃癌淋巴结转移的位置,现更注意淋巴结转移的个数,并且发现这样对胃癌的预后评价更准确。另外,越来越多的证据显示放化疗结合根治性切除能明显延长胃癌患者的无病生存和总体生存率。

一、流行病学

较上个世纪 30 年代而言,美国的胃癌发病率明显下降,现在的发病率在恶性肿瘤中排第 14 位,但近端胃癌的发生率还在升高。我国是胃癌的高发地,发病率约为 60/10 万,居全身各种恶性肿瘤的第 2 位,消化道肿瘤的首位,年死亡率约为 30/10 万,居各种恶性肿瘤的首位,而且目前仍呈上升趋势。

二、病因

(一)癌前期疾病与病变

胃癌的发生与胃的良性慢性疾病和胃黏膜上皮异型增生有关。

1.慢性萎缩性胃炎　慢性萎缩性胃炎由于胃酸低下或缺乏,有利于胃内细菌的繁殖,增加了胃内致癌物质的浓度。常伴有肠上皮化生,并可出现非典型增生,继而发生癌变。

2.胃息肉　腺瘤性息肉的癌变率为 9%～59%,特别是直径超过 2cm 者。增生性息肉是以胃黏膜上皮增生为主的炎性病变,很少恶变。

但胃息肉在我国并不常见,不是发展成胃癌的主要原因。

3.胃溃疡虽可癌变,但恶变率并不高,估计少于 5%。以往不少被诊断为胃溃疡癌变的患者,其实是癌性溃疡,经药物治疗后症状暂时消失,甚至溃疡也能缩小、愈合,以致被误认为良性胃溃疡。

4.胃大部切除术后残胃　因良性病变行胃切除 15～20 年后残胃发生胃癌的危险性增加 2～6 倍;间隔时间愈长,发病率愈高。大多数病例发生在 Billroth Ⅱ 式吻合术后。

5.胃巨皱襞症(巨大肥厚性胃炎,Menetrier 病)　癌变率约为 10%。

6.恶性贫血　有恶性贫血者发生胃癌的风险较正常人高 4 倍。

7.胃黏膜上皮异型增生　胃黏膜上皮异型增生是主要的癌前病变。分轻度、中度和重度 3 级,重度异型增生易与高分化腺癌混淆。有重度异型增生者 70%～80%可能发展成胃癌。

(二)流行病学因素

1.幽门螺杆菌(HP)　幽门螺杆菌是慢性活动性胃炎的病原菌和消化性溃疡的重要致病因子,还可能是胃癌的协同致癌因子。胃癌发病率与 HP 感染率有平行关系。目前认为 HP 感染是胃癌发病危险增加的标志,尤其与肠型胃癌发病关系密切。HP 感染-慢性浅表性胃炎-慢性萎缩性胃炎-肠上皮化生及异型增生-肠型胃癌,此演变过程已经明确。另外,HP 感染还与胃黏膜相关性淋巴瘤密切相关。

2.化学致癌物质　亚硝胺类化合物(N-亚硝基化合物)及多环芳香烃类化合物是强烈的致癌物质。

3.遗传因素　胃癌有家族集聚性。

4.饮食和环境因素　饮食习惯在胃癌发生中有重要影响。高盐饮食可损伤胃黏膜,对胃癌的发生与发展起促进作用,新鲜水果、蔬菜和牛奶富含维生素 C 和 β-胡萝卜素,可抑制胃内致癌物质形成,保护胃黏膜。外界环境因素如土壤、水质主要通过食物链进入人体,对胃癌的发生产生影响。

5.微量元素　饮食中镍、铅含量增高与胃癌的发生率呈正相关；硒则能抑制某些致癌物质的致癌作用，血清硒的降低与胃癌的发病率呈正相关。

6.社会经济状况　流行病学调查发现，胃癌的发生和发展与社会经济状况有关，社会经济状况低的阶层胃癌发病率高、死亡率高。

（三）癌基因与抑癌基因

胃癌的发生和发展是化学、物理和生物等多种因素参与的多阶段、多步骤的演变过程，涉及多种癌基因与抑癌基因的异常改变，是多基因变异积累的结果。癌基因的激活和（或）抑癌基因的失活使细胞生长发育失控、功能紊乱，最终导致细胞增殖和分化的失衡而形成肿瘤。

三、病理

（一）大体类型

1.早期胃癌　癌变局限于黏膜或黏膜下层者，不论病灶大小、有无淋巴结转移均为早期胃癌，近年又称为 Borrmann 0 型。早期胃癌主要见于胃的远端，肉眼形态分 3 型：①Ⅰ型：隆起型，癌灶隆起高度大于正常黏膜 2 倍，约突出胃黏膜表面 5mm 以上；②Ⅱ型：浅表型，癌灶微隆与低陷在 5mm 以内，又分浅表隆起（Ⅱa）、浅表平坦（Ⅱb）和浅表凹陷（Ⅱc）3 个亚型；③Ⅲ型：凹陷型，病变从胃黏膜表面凹陷深度超过 5mm。此外还有混合型，即单个癌灶有 1 个以上的基本类型，如Ⅱa＋Ⅱc，Ⅱa＋Ⅱc＋Ⅲ等。癌灶直径 0.6～1.0cm 和小于 0.5cm 的早期胃癌分别称为小胃癌和微小胃癌。早期胃癌面积可较大，最大达 8cm。多中心性病灶不少见，约占早期胃癌的 6%～10%，这些病灶常是小胃癌或微小胃癌。早期胃癌的 5 年生存率在 70%～95% 之间，主要影响因素是淋巴结是否转移。

2.进展期胃癌　癌变超过黏膜下层，浸润达肌层或浆膜，又称中、晚期胃癌。一般将癌组织浸润肌层称为中期胃癌，超出肌层称为晚期胃癌。依据肿瘤在黏膜面的形态和胃壁内浸润方式，Borrmann 分型法将其分为 4 型：①Borrmann Ⅰ 型（结节蕈伞型）：肿瘤呈结节、息肉状，表面可有浅溃疡，主要向胃腔内生长，切面边界清楚，生长慢，向深部组织浸润和转移较晚，此型最少见，预后佳；②Borrmann Ⅱ 型（溃疡限局型）：溃疡较深，边缘略隆起呈环堤样改变，肿块较局限，周围浸润不明显，切面边界清楚，易发生穿孔、出血，易向深部侵入淋巴管，此型最常见；③Borrmann Ⅲ 型（溃疡浸润型）：溃疡底较大，边缘不整齐，癌组织向周围及深部浸润明显，切面边界不清楚，此型较常见；④Borrmann Ⅳ 型（弥漫浸润型）：癌组织沿胃壁各层弥漫性浸润生长，胃壁增厚变硬，黏膜皱襞消失，有时伴浅溃疡，累及全胃时整个胃壁僵硬，胃腔狭窄，如皮革状，称皮革胃；恶性程度最高，发生淋巴转移早。全国胃癌协作组提出分为 9 型：①结节蕈伞型；②盘状蕈伞型；③局部溃疡型；④浸润溃疡型；⑤局部浸润型；⑥弥漫浸润型；⑦表面扩散型；⑧混合型；⑨多发癌。分型似过于繁杂。进展期胃癌常有淋巴、远处转移或邻近组织器官的播散。

（二）组织学类型

1.WHO 分型法　依据肿瘤的组织结构、细胞性状和分化程度分为：①乳头状腺癌：癌细胞常呈高柱状，形成大型腺管，表面有明显的乳头状突起，多数为早期癌；②管状腺癌：癌细胞呈低柱状或立方状，形成小型或较大腺管；③低分化腺癌：可呈髓样癌、单纯癌、硬癌和索状癌等结构，癌细胞以立方形为主，呈单层或多层排列，有形成不规则腺管或腺泡的倾向；④黏液细胞（印戒细胞）癌：癌细胞呈圆形，胞浆内含不等量黏液，有些黏液量较多将核挤压于一侧，形成新月状或印戒状；⑤黏液腺癌：癌细胞产生大量黏液，排出细胞外，在间质中聚集成黏液池，癌细胞可漂浮于大片黏液之中；⑥未分化癌：癌细胞呈卵圆形或多边形，弥漫成片，与恶性淋巴瘤相似，但有成巢或条索状排列的倾向；⑦特殊型癌，包括腺鳞癌、鳞状细胞癌、类癌、小细胞癌（神经内分泌癌）等。

2.芬兰 Lauren 分型法　将胃癌分为 2 型：肠型和弥漫型。这种分类法具有流行病学特点，有助于判断预后。①肠型胃癌：为胃癌高发地区主要的组织形态,多见于老年。往往有较长期的癌前病变过程,以胃窦和贲门居多。局限生长,边界清楚,分化好,恶性程度较低,预后较好。②弥漫型胃癌:为胃癌低发病率地区主要的组织形态,多见于青中年,以胃体居多。浸润生长,边界不清。分化差,恶性程度较高,淋巴结侵犯和腹腔内转移更常见。预后不良。

3.Ming 按生长方式分型　注重生物学行为,分为:①膨胀型:癌细胞聚集成团块状,膨胀式生长,与周围组织界限比较清楚,多为分化高的腺癌;②浸润型:癌细胞散在生长或呈条索状向周围浸润,与周围组织分界不清,以分化差的癌多见;③中间型:难以划分膨胀型或浸润型,或两种类型并存于同一肿瘤。膨胀型预后最佳,中间型次之。浸润型最差。

(三)癌肿部位

胃癌好发于胃窦和幽门部,约占 50%,小弯部较大弯部常见。发生在贲门部和胃食管连接部者近年来呈明显上升趋势。约 10%～15% 的胃癌呈弥漫型(皮革胃)。在美国,以前也是胃窦部癌多见(约 60%～70%),从 20 世纪 80 年代开始,胃窦癌所占比例下降,贲门癌比例上升。近年来,我国也发现近端胃癌的比例在增加。据初步研究,近端胃癌的发生与幽门螺杆菌感染呈负相关。

四、临床表现

1.症状　早期胃癌多无明显症状,随病情发展可出现一些非特异性上消化道症状,类似胃炎或胃溃疡,包括上腹部饱胀不适或隐痛、消化不良、泛酸、嗳气、恶心,偶有呕吐、黑便等。进展期胃癌除上述症状外,还可发生梗阻及上消化道出血。病灶位于贲门部可出现进行性吞咽困难。病灶位于幽门部可出现幽门梗阻症状,表现为食后上腹部饱胀、呕吐宿食。上消化道出血的发生率约为 30%,表现为黑便或呕血,多数为慢性小量出血,可自行停止,但多有反复出血。大出血的发生率约为 7%～9%,但有大出血并不意味着肿瘤已属晚期。胃癌常伴有胃酸低下或缺乏,约有 10%患者出现腹泻,多为稀便,每日 2～4 次。多数进展期胃癌有厌食、消瘦、乏力等全身症状,严重者常伴有贫血、下肢水肿、发热、恶病质等。上腹部疼痛和体重下降是最常见的症状,发生率可达 95%和 62%,肿瘤侵及胰腺、腹后壁、腹腔神经丛时出现上腹部持续性剧痛,并可放射至腰背部。贲门或食管胃连接部肿瘤可有胸骨后或心前区疼痛。约 10%的患者就诊时已有广泛转移性症状,包括锁骨上、腹腔淋巴结肿大、盆腔和腹部肿块、腹水、黄疸或肝大。

2.体征 早期胃癌多无明显体征,大多数体征是中、晚期胃癌的表现。部分患者上腹部有轻压痛,位于胃窦或胃体的进展期胃癌有时可扪及肿块,质地硬。肿瘤浸润邻近脏器或组织时,肿块常固定,不能推动,提示手术切除可能性小。女性患者于中下腹部扪及可推动的肿块常提示为 Krukenberg 瘤。发生肝转移时,有时能在肿大的肝脏中触及结节状肿块。肝十二指肠韧带、胰十二指肠后淋巴结转移或原发灶直接浸润压迫胆总管时,可出现梗阻性黄疸。有幽门梗阻者上腹部可见胃型、胃蠕动波,并可闻及振水音。胃癌经肝圆韧带转移至脐部时在脐孔处可触及质硬结节,经胸导管转移可出现左锁骨上淋巴结肿大。晚期胃癌有盆腔种植时,直肠指检于膀胱(子宫)直肠窝内可触及结节,有腹膜转移时出现腹水。小肠或系膜转移使肠腔缩窄、胃癌腹腔播散造成肠粘连可导致部分或完全性肠梗阻,溃疡型癌穿孔可导致弥漫性腹膜炎,亦可浸润邻近空腔脏器形成内瘘。以上各种体征大多提示肿瘤已属晚期,已丧失治愈机会。

3.发展与转归 胃癌一经发生,癌细胞即不断增殖并向周围组织浸润扩展或向远处播散转移,引起全身组织器官的衰竭而导致死亡。进展期胃癌的自然病程约为 3～6 年,其发展的快慢主要取决于肿瘤的生物学行为及患者的免疫状态。一般来说,肿瘤呈团块状浸润或膨胀性生长者,淋巴结转移率较低,机体的免疫功能较强;而肿瘤呈浸润性生长者,淋巴结转移率较高,癌周免疫活性细胞反应不明显。因此,胃癌的转归与其病理类型、生物学行为、机体的免疫功能以及治疗方法等因素密切相关。

五、临床分期

胃癌的临床分期经过多次修改,目前采用国际抗癌联盟(UICC)1985年颁布并于1997年修改的TNM分期法。经修改的TNM分期法中转移淋巴结数目受到重视,转移淋巴结占受检淋巴结总数的比例较之转移淋巴结的绝对数目更为重要,比例不同,预后不同。UICC的TNM分期法以决定胃癌预后主要因素的肿瘤浸润深度、淋巴结转移范围以及邻近器官受侵评估肿瘤的发展程度,在显示肿瘤病期早晚的同时,也较客观地反映了肿瘤的生物学行为(表6-1)。

表 6-1　胃癌的 TNM 分期

类别	标准
原发肿瘤浸润深度(T)	
T_x	原发肿瘤无法评估
T_0	无原发肿瘤证据
T_{is}	肿瘤局限于黏膜层而未累及黏膜肌层(原位癌)
T_1	肿瘤浸润至黏膜肌层或黏膜下层
T_2	肿瘤浸润至肌层或浆膜下层
T_3	肿瘤穿透浆膜层,未侵及邻近结构
T_4	肿瘤侵及邻近结构
区域淋巴结转移状况(N)	
N_x	区域淋巴结转移状况无法评估
N_0	无区域淋巴结转移
N_1	有1~6个区域淋巴结转移
N_2	有7~15个区域淋巴结转移
N_3	有超过15个区域淋巴结转移

续表

类别	标准		
远处转移状况（M）			
Mx	有无远处转移无法评估		
M_0	无远处转移		
M_1	有远处转移		
分期			
0 期	Tis	N_0	M_0
Ⅰ A 期	T_1	N_0	M_0
Ⅰ B 期	T_1	N_1	M_0
	T_2	N_0	M_0
Ⅱ 期	T_1	N_2	M_0
	T_2	N_1	M_0
	T_3	N_0	M_0
Ⅲ A 期	T_2	N_2	M_0
	T_3	N_1	M_0
	T_4	N_0	M_0
Ⅲ B 期	T_3	N_2	M_0
Ⅳ 期	T_4	$N_{1\sim2}$	M_0
	$T_{1\sim3}$	N_3	M_0
	任何 T	任何 N	M_1

六、转移途径

（一）直接浸润

肿瘤细胞沿组织间隙向四周的扩散，是胃癌扩散的主要方式之一。

1.癌细胞最初局限于黏膜层,逐渐向纵深浸润发展,穿破浆膜后,直接侵犯大小网膜、肝、胰、横结肠、脾、腹壁等邻近组织脏器,是肿瘤切除困难和不能切除的主要原因。胃癌的浸润深度与预后关系密切。

2.癌组织突破黏膜肌层侵入黏膜下层后,可沿黏膜下淋巴网和组织间隙向周围直接蔓延。直接蔓延部位与胃癌部位有关。由于贲门和食管的黏膜下淋巴管相通,贲门胃底癌常向上侵及食管,引起吞咽困难,浸润距离可达 6cm。胃窦部癌向十二指肠蔓延主要是经由肌层直接浸润或经由浆膜下层淋巴管,因此胃癌浸润至十二指肠的病例较少见,而且大多不超过幽门下 3cm。

3.胃癌向胃壁浸润时,可侵入血管、淋巴管,形成癌栓。淋巴管有癌栓形成,易有淋巴结转移;血管有癌栓形成,易引起远处转移。

(二)淋巴转移

胃从黏膜开始即有丰富的淋巴管网,肿瘤细胞通过淋巴管向外播散是胃癌的主要转移途径。胃癌的浸润深度与淋巴结转移频度呈明显的正相关,早期胃癌的淋巴结转移率多在 10％左右(3.3％～34％);进展期胃癌的淋巴结转移率达 48％～89％,其中第 1 站淋巴结转移占74％～88％,有第 2 站以上淋巴结转移的约为 10％～20％。淋巴结转移的部位和程度与胃癌的部位、大小及组织学类别都有关系。胃癌的淋巴结转移是以淋巴引流方向、动脉分支次序为分站的原则,并在此基础上根据原发肿瘤的不同部位,从胃壁开始由近及远将胃的区域淋巴结进行分组分站。胃癌细胞一般由原发部位经淋巴管网向紧贴胃壁的局部第 1 站淋巴结转移;进一步可伴随支配胃的血管,沿血管周围淋巴结向心性转移,为第 2 站转移;然后再向更远的第 3 站、第 4 站转移。转移由近至远依次递减,最后汇集至腹主动脉周围原淋巴结,习惯上用 N_1、N_2、N_3、N_4 表示。淋巴转移既可如上述的逐步转移,亦可有跳跃式转移,即第 1 站无转移而第 2 站有转移或未经过第 2 站就直接转移到了第 3、4 站。

（三）血行转移

胃癌晚期常发生血行转移。以肝转移最多见，主要是通过门静脉转移。其他依次为肺、胰、肾上腺、骨、肾、脑、脾、皮肤、甲状腺、扁桃体及乳腺。

（四）腹膜种植性转移

癌细胞穿破浆膜后，游离的癌细胞可脱落、种植于腹膜及其他脏器的浆膜面形成种植性转移，广泛播散可形成腹水（可为血性）。累及器官依次为卵巢、膈肌、肠、腹膜壁层、胆道，盆腔种植为 8.6%。癌细胞腹膜种植或血行转移至卵巢称为 Krukenberg 瘤，可为黏液细胞癌、低分化腺癌或管状腺癌，往往为双侧性。癌细胞脱落至直肠膀胱（子宫）窝时，直肠指检可触及肿块。

七、诊断

早期发现、早期诊断、早期治疗是提高胃癌治疗效果的关键。但胃癌的早期诊断困难，只能通过普查发现，而普查需要消耗大量人力物力，对我国这样人口大国显然难以实现。临床所见 85%～90% 的病例经确诊时即属中、晚期。

（一）X 线钡餐检查

是胃癌早期诊断的主要手段之一，具有重要的定位和定性诊断价值，可以确定病灶的位置、形态、浸润范围，有助于术前评估手术切除的范围和术式。

1.早期胃癌　X 线气钡双重对比造影可观察胃黏膜微细改变，包括局限性隆起、胃小区和胃小凹的破坏消失、浅在龛影、周围黏膜中断和纠集等。早期胃癌的 X 线表现可分 4 型：①隆起型（Ⅰ型）：肿瘤向腔内凸起形成充盈缺损，外形不整齐；②浅表型（Ⅱ型）：X 线表现为不规则的轻微隆起或凹陷，包括浅表隆起型（Ⅱa）、浅表平坦型（Ⅱb）、浅表凹陷型（Ⅱc）3 个亚型；③凹陷型（Ⅲ型）：肿瘤呈浅溃疡改变，X 线表现为大小不等的不规则龛影，边缘呈锯齿状；④混合型。

2.进展期胃癌　可表现为不规则充盈缺损或腔内龛影、黏膜中断、破坏、胃腔狭窄、胃壁僵硬、蠕动消失。进展期胃癌的 X 线表现与大体病理分型有密切关系,大致可分为 4 种类型:①增生型:肿瘤呈巨块状,向腔内生长为主,X 线表现为不规则充盈缺损、病灶边缘多清楚、胃壁僵硬蠕动差;②浸润型:肿瘤沿胃壁浸润生长,X 线表现为黏膜紊乱、破坏,胃腔狭窄、胃壁僵硬蠕动消失,严重者呈皮革胃改变;③溃疡型:肿瘤向胃壁生长,中心坏死形成溃疡,X 线表现为不规则腔内龛影;④混合型。

(二)骨镜检查

是目前胃癌定性诊断最准确有效的方法,可直接观察黏膜色泽改变,局部黏膜隆起、凹陷和糜烂,肿块或溃疡的部位、范围和大体形态以及胃的扩张度等。多点取材病理组织学检查诊断准确率达 95%。

(三)超声诊断

1.腹部 B 超　不能对早期胃癌作出诊断,因此在胃癌的诊断中不具备重要价值。胃超声显像液的应用也不能提供可靠的信息,但可检查肝、淋巴结的转移情况。

2.胃镜超声检查(EUS)　在观察内镜原有图像的同时,又能观察到胃壁各层次和胃邻近脏器的超声图像,判断胃壁浸润的深度以及邻近器官受侵和淋巴结转移情况。同时也能在超声引导下通过胃镜进行深层组织和胃外脏器穿刺,达到组织细胞学诊断及明确胃周围肿大淋巴结有无转移的目的,有助于胃癌的术前临床分期(cTNM)。胃镜超声对胃癌 T 分期的准确率为 80%～90%,N 分期为 65%～70%,与分子生物学、免疫组化、胃癌组织血管计数等技术相结合,对胃癌的分期诊断及恶性度可进行综合判断。

(四)CT 检查

CT 诊断胃癌的最常见征象是胃壁增厚、肿块,并可显示肿瘤累及胃壁的范围和浸润深度、邻近组织器官侵犯以及有无转移等。胃壁增厚的范围为 0.5～4cm 不等,超过 2cm 可确定为恶性。CT 检查能准确分辨直径大于 1cm 的淋巴结、直径大于 1～2cm 的肝脏病变和受侵的邻近组织器官。对术前判断肿瘤能否切除有重要参考价值。根据 CT 所见可将胃癌分为 4 期：Ⅰ 期，腔内肿块，无胃壁增厚；Ⅱ 期，胃壁增厚超过 1cm，无直接扩散和转移征象；Ⅲ 期，胃壁增厚，伴有直接扩散至胃周围脂肪层或邻近脏器，局部有（或无）淋巴结肿大，无远处转移；Ⅳ 期，有远处转移。CT 所见胃癌淋巴结可分为 3 组：1 组：贲门旁、胃大小弯、幽门上下；2 组：脾门、脾动脉、肝总动脉、胃左动脉；3 组：腹腔动脉旁、腹主动脉和肠系膜血管根部。第 3 组淋巴结累及时，手术不能根治。对于早期胃癌的诊断 CT 没有帮助。

（五）腹腔镜探查

即使是高分辨螺旋 CT 扫描也难以发现胃癌的腹腔内小转移灶（≤5mm），所有腹腔镜探查对于术前分期显得很有必要。腹腔镜探查可以观察到盆腹腔、腹膜和肝脏表面有无转移结节，进一步打开胃结肠韧带探查小网膜囊。必要时可取腹腔淋巴结活检，以准确分期。通过腹腔镜探查可以确认部分晚期胃癌患者，使之免于接受毫无意义的剖腹探查术。因为如果在剖腹探查时发现患者有腹膜或肝转移，即使是少量转移，这类患者的生存期一般为 3～9 个月。Sloan-Kettering 癌症中心和 M.D.Anderson 癌症中心的资料显示，腹腔镜探查可在 23%～37% 的患者腹腔内发现 CT 无法显示的转移病灶。

（六）腹腔内细胞学检查

通过腹腔穿刺或腹腔镜探查获得的腹水可做细胞学检查，以进一步准确分期。一般而言，腹腔内细胞学检测阳性的患者与肉眼看到有腹膜转移者的预后相当，即 3～9 个月的中位数生存期。这项检查的主要顾虑是假阳性问题，所以现在努力的方向是要发展更敏感和更特异的检测方法，包括免疫组织化学和 RT-PCR 方法检测 CEA 的 mRNA。但需要较长时间才能获得结果，无助于手术室内的决策。

（七）前哨淋巴结检查

由于淋巴结的转移状况在胃癌中的分期起至关重要的作用，所以关于胃癌的前哨淋巴结的研究很热门。然而胃癌的淋巴引流不像乳腺癌和黑色素瘤，而是相当复杂的，并且15％的患者存在淋巴结"跳跃"转移。胃癌的前哨淋巴结检查是在开腹探查时进行的，也可以在腹腔镜下进行。标识剂有核素胶体、染料和活性炭等。此项检查的敏感性为61％～100％不等。但前哨淋巴结检测存在一些缺陷：①此项研究的病例数偏少；②假阴性率高达39％；③每个患者的前哨淋巴结个数不等（2～7个）；④东西方的研究结果有明显差异。因此其应用价值还有待进一步研究。

（八）其他检查方法

正电子放射体层摄影（PET）通过肿瘤细胞摄取放射示踪剂（18氟脱氧葡萄糖）来显示肿瘤的代谢情况。PET现已用于胃癌的分期（尤其可发现腹腔外的转移病灶），并可用于评估肿瘤对新辅助化疗的效果。PET的主要缺点是费用高，只有大城市才有此设备，近期难以普及。此外，对腹膜种植转移也难以发现。

CEA在30％的胃癌患者中升高。由于CEA在早期胃癌中通常不升高，故不宜作为普查的标志物。然而，在CEA升高的患者中连续监测是很有意义的，可检测肿瘤的复发或对治疗的反应。

八、分　期

胃癌的分期系统有很多提法。现在全世界通用的病理学分期系统是UICC和AJCC制定的TNM分期系统，并附以R状况，以说明病灶切除后的残余情况。

（一）AJCC分期系统

胃癌的分期系统在上个世纪90年代中期有很大的改变。在1997年，AJCC发布了修订的TNM分期系统，在这个修订版中患者的分层是按照淋巴结受累个数而不再是受累部位。在2002年，TNM分期系统在最常用的AJCC分期系统上作了少量修改，即增加了组织学分级。生存率与AJCC的病理分期密切相关，尤其是淋巴结分期。为了充分评估状况,手术中至少要清扫 15 个以上的淋巴结。如果超过 15 个淋巴结有转移(N_3),则定为Ⅳ期。还有学者指出肿瘤的位置与预后有关,故在今后的 AJCC 分期中应反映出胃近端癌的预后较胃远端癌差。

残留病灶:R 状况。

R 状况主要用于描述肿瘤切除后患者体内肿瘤残留情况。R_0是指肉眼下大体肿瘤无残留且显微镜下切缘为阴性;R_1指大体病变已经切除,但显微镜下切缘阳性;R_2肉眼下大体肿瘤有残留。长期生存只可能在 R_0 的患者中存在,所以应尽最大努力避免 R_1 和 R_2。

(二)日本的 R 系统

日本以前的胃切除分类中有 R 分类,不要与上面提到的 R 状况混淆。日本以前的胃切除 R 分类已经被 D 分类替代。

日本的分类:切除程度。

日本分类方案的特征是注重病理上淋巴结受累范围及区域淋巴结清除范围和程度。按肿瘤部位其相应引流淋巴结可分为 1、2、3、4 站,将胃周以及邻近淋巴结分为 16 组,以指导手术治疗。这种分类是经过多年实践并不断修改形成的,有较大的实用价值。

九、治疗

治疗原则:①根治性手术切除是目前唯一有可能治愈胃癌的方法,诊断一旦确立,只要患者全身情况及局部解剖条件许可,应争取及早手术治疗;②中晚期胃癌由于存在亚临床转移灶而有较高的复发及转移率,必须积极地辅以术前、后的化疗(放疗)及生物治疗等综合治疗以提高疗效;综合治疗方法应根据病期、肿瘤的生物学特性以及患者的全身状况综合考虑,选择应用;③如病期较晚或心、肺、肾等主要脏器有严重合并症而不能根治性切除,应视具体情况争取作原发灶的姑息性切除,以利进行综合治疗;④对无法切除的晚期胃癌,应积极采用综合治疗,多能取得改善症状、延长生命的效果;⑤应根据局部病灶特点及全身状况,按照胃癌的分期及个体化原则制定治疗方案。

综合治疗方案选择原则:①早期胃癌:无淋巴结转移的早期胃癌（Ⅰa期），原发病灶切除后一般不需辅助治疗;有淋巴结转移者须行辅助化疗;②进展期胃癌:争取做根治性切除手术;对临床估计为Ⅲ期,尤其肿瘤较大、细胞分化较差者可行术前化疗或放疗,以提高手术切除率和术后疗效;所有进展期胃癌,尤其是浆膜面有明显浸润者应行术中腹腔内化疗;所有进展期胃癌,无论根治性切除或姑息性切除,术后均应进行辅助化疗;有条件者可对已做根治切除的Ⅱ、Ⅲ期胃癌行术中放疗;行姑息性切除者可于残留癌灶处以钛夹标记定位,术后局部放疗。

（一）外科治疗

手术是治疗胃癌的主要手段,根据切除肿瘤的程度分为根治性手术和姑息性手术。根据病灶的位置、大小、大体形态选择合理的手术方式,施行彻底的淋巴结清扫,是提高疗效的重要环节。手术范围包括整块切除原发肿瘤和超越已有转移站别的淋巴结清除,根治程度取决于胃及其周围淋巴结的切除范围。胃切除和淋巴结清除范围以 D 表示,可分为 $D_0 \sim D_4$ 共 5 级:D_0 表示单纯胃切除手术,未清扫或未完全清扫胃周第 1 站淋巴结;D_1 表示完全切除胃周第 1 站淋巴结;D_2 表示完全切除第 1、2 站淋巴结;D_3 表示完全切除第 1、2、3 站淋巴结;D_4 是在 D_3 的基础上清除腹主动脉旁淋巴结。

根治手术经过百余年来的探索改进,术后 5 年生存率已达到 50% 以上。但对根治的范围,特别是淋巴结清扫的范围,仍存在争议。西方学者多数不主张广泛的淋巴清扫,认为并发症发生率高,提倡术后放疗,改善疗效。亚洲国家则基本上持日本的观点,认为唯有规范的淋巴清扫,才能提高胃癌手术治疗的效果。德、意、英等国也有一些学者同意施行淋巴清扫。

近年来,在日本也趋向一种个体化、合理的术式选择,而不是一味扩大手术范围。

1.手术指征　凡临床检查无明显转移征象,各重要脏器无明显器质性病变,估计全身营养状态、免疫功能能耐受麻醉和手术者,均应考虑根治性手术。即使有远处转移,但患者伴有梗阻、出血、穿孔等严重并发症而一般情况尚能耐受手术者,亦应进行姑息性切除,以缓解症状、减轻痛苦。但对于无梗阻、出血而有锁骨上和腹股沟淋巴结肿大、腹水、广泛的肝转移、脐周淋巴结肿大、盆腔包块等患者不应手术探查。

2.术式选择

(1)早期胃癌

1)胃切除范围:对早期胃癌实行内镜下黏膜切除(EMR)的合理性已被确认,日本胃癌研究会规约制订的适应证为:①分化好的腺癌;②黏膜内癌;③直径<2mm;④无溃疡形成。强调整块切除,以便全面判断浸润深度和安全切缘。Indigocarmln 染色下用电凝头在癌灶外3mm 处作标记,基底部注射高渗盐水和肾上腺素,先在胃镜头端接一斜面的透明软吸引头,吸住癌灶,将事先已放置在吸引头端的圈套器推向前方,电凝切除,然后检查其切缘是否完整。将标本钉在软木板上,固定后送病理检查。此法切除的早期胃癌面积有限,在分次切除时又难以正确评估。日本用 IT 刀,即在金属丝的前端设置一个小的球形绝缘体,将其插入已电凝的黏膜进行切割,便可切除较大面积的病变。绝缘头可限制操作深度不致伤及深层组织。日本根据 5265 例早期胃癌手术病理分析,3016 例黏膜内癌淋巴结转移率为 2.2%,黏膜下癌为17.9%。926 例无溃疡形成的黏膜内癌均无淋巴结转移,说明黏膜癌采用 EMR 是安全的。他们认为适当扩大 EMR 的适应证也是可行的。在 1230 例 3cm 以下分化好、无血管淋巴管侵犯,不论有无溃疡的黏膜内癌,均无淋巴结转移。如果切下的标本发现有黏膜下侵犯或累及淋巴管血管,则转做手术切除。EMR 应是整块切除,如切除不全或切除标本不能正确作出病理评估者,复发机会将很大。临床确定病变是否仅限于黏膜比较困难,内镜下判断误差达 20%。对需要手术的早期胃癌,术前均在胃镜下注射墨汁作标记。病变较大时还要切开胃壁确定切除范围。

早期胃癌手术治疗的复发率为 2.7%～9%,其中切缘有癌残留为失败原因之一。导致切除不足的原因为对黏膜病变范围的判断错误。早期胃癌面积可能很大,最大可达 8cm,同时,多发癌灶常见。如疑有多发癌或浅表扩散型早期胃癌可能者,应做切缘冷冻切片检查,以确保切缘无癌残留。

2)淋巴结清除范围:由于术时较难确定有无局部淋巴结转移,且黏膜下癌淋巴结转移率达 13%～29%,故对早期胃癌过去主张均行 D_2。目前则根据胃镜、超声胃镜估计其为黏膜癌或黏膜下癌,病变大小以及其内镜分型,分别行局部切除、D_1 或以胃左动脉干淋巴结清扫为中心的选择性 D_2 根治术、保留幽门的胃体部切除术(PPG)。行 PPG 时病变切除后,幽门前至少要有 3cm 正常胃壁组织,保留支配幽门的迷走神经分支;在清除第一组淋巴结时,先分离出迷走神经肝支予以保留(PPGVP),以免日后形成胆囊结石。这些措施,都是兼顾手术的根治性和患者的生活质量,值得重视。

(2)进展期胃癌的术式选择

1)胃切除范围:贲门癌行近端胃次全切除时,下切缘距肿瘤边缘至少 5cm 处断胃,上切缘切除 4～5cm 食管下段。如癌累及食管下端,则应在肿瘤上缘 5cm 处切断食管。幽门部癌行远端胃次全切除时,上切缘距肿瘤上方至少 5cm 处断胃,下切缘应切除 3～4cm 十二指肠。病灶浸润范围超过 2 个分区、皮革胃、贲门癌累及胃体或有远隔部位淋巴结转移者,如贲门癌有幽门上淋巴结转移、幽门部癌有贲门旁淋巴结转移均为全胃切除指征。

2)淋巴结清除范围:进展期胃癌(T_2、T_3)的淋巴结转移率高达 60%～70%,标准术式为 D_2 根治术。必要时视淋巴结转移情况加作个别淋巴结清扫,即所谓 $D_2{}^+$。根治的标准包括 3 个方面:远近切缘无肿瘤残留;淋巴结清除超越已有转移的淋巴结站别($D>N$);邻近组织器官无肿瘤残留。

3）主要术式

A.远端胃次全切除术：胃下区及部分病灶较小的胃体远端癌适于做远端胃次全切除术。手术步骤：①上腹正中切口，进入腹腔后先探查肝脏、盆腔有无转移或种植灶，最后探查原发灶及区域淋巴结情况。自横结肠缘分离大网膜、结肠系膜前叶及胰腺包膜至胰腺上缘，探查、清除 No.15、14（结肠中动脉和肠系膜上血管周淋巴结）；②根部切断结扎胃网膜右动、静脉，清除 No.6（幽门下淋巴结）、No.4d（胃大弯淋巴结右群）；③分离结肠肝曲，Kocher 切口切开十二指肠降部外侧腹膜，将十二指肠、胰头内翻，显露下腔静脉，清除 No.13（胰头后淋巴结）；④切开脾结肠韧带，切断结扎胃网膜左动、静脉，分离脾胃韧带，切断结扎最后 2～3 支胃短动脉，清除 No.4sb（胃大弯左胃网膜血管旁淋巴结）；⑤显露脾门，沿胰尾上缘探查脾动脉周围，如有 No.10（脾门淋巴结）、No.11（脾动脉干淋巴结）肿大则一并清除；⑥于幽门下 3～4cm 切断十二指肠，近肝缘切开肝十二指肠韧带前叶及小网膜，清除 No.12（肝固有动脉及胆总管旁淋巴结），根部切断结扎胃右动、静脉，清除 No.5（幽门上淋巴结），沿肝固有动脉表面显露肝总动脉，清除 No.8（肝总动脉旁淋巴结），向左直达腹腔动脉周围；⑦自贲门右侧向下沿胃小弯清除脂肪及 No.1、3 淋巴结至肿瘤上方 5cm 处；⑧根部结扎切断胃左动、静脉，清除 No.7（胃左动脉干淋巴结）、No.9（腹腔干周围淋巴结）；⑨于肿瘤上方 5cm 处切断胃。根据情况行 BⅠ 或 BⅡ 吻合。

B.近端胃次全切除术：胃底贲门部癌病灶大小未超过 1 个分区者、小弯侧上 1/3 病灶适于做近端胃次全切除术。一般以胸腹联合切口为首选手术径路，优点为：①先在腹部做小切口探查腹部情况，如腹腔内已有广泛转移而不适于手术，可免除开胸；②手术野暴露良好，有利于病灶及淋巴结的彻底清除；③可切除足够的食管下段，减少切缘阳性的危险性。对病灶较小、未累及食管下段或因年迈伴有心肺功能不全者可考虑经腹手术，暴露不满意时可切除剑突甚或劈开胸骨。手术步骤：①切开膈肌，游离食管下段，切断迷走神经前、后干，清除 No.110 食管旁淋巴结;②分离大网膜及结肠系膜前叶,探查、清除 No.14、15 淋巴结,显露胃网膜右动、静脉,沿大弯向左切开大网膜至肿瘤下缘 5cm 处;③近肝缘切开小网膜、右胃膈韧带及部分膈脚,清除 No.1(贲门右淋巴结)及 No.3(胃小弯淋巴结),胃右动脉旁如无肿大淋巴结可予保留,沿小弯远端向近端分离小网膜至肿瘤下缘 5cm 处;④提起食管下段,切开左侧胃膈韧带、部分膈脚及脾胃韧带,切断结扎胃短动脉、胃网膜左动、静脉,游离胃上部大弯侧,清除 No.2 贲门左淋巴结及 No.4sa(胃大弯胃短动脉淋巴结);⑤将已游离的胃、大网膜及结肠系膜前叶上翻,分离胰包膜至胰腺上缘,结扎切断胃后动脉,清除 No.10(脾门淋巴结)、No.11(脾动脉周围淋巴结)。于肿瘤上方 5cm 切断食管,将近端胃向下翻,根部结扎切断胃左动、静脉,清除 No.7(胃左动脉干淋巴结)、No.8(肝总动脉旁淋巴结)及 No.9(腹腔干周围淋巴结);⑥于肿瘤下方 5cm 切断胃,以管状吻合器做食管胃端侧吻合。近端胃大部切除的操作程序基本上同远端胃大部切除术,但保留远端胃及胃网膜右动、静脉,清除贲门左、脾门及脾动脉旁淋巴结。由于贲门癌浸润食管下端远远超过幽门部癌浸润至十二指肠,故宜于肿瘤上方 5cm 处切断食管做胃食管端侧吻合术。

近端胃切除后约 60%～70%患者常有严重的反流性食管炎,生活质量不好。因此,较多人主张行全胃切除,特别是病变累及胃小弯时。但如果病变较小,牺牲过多的胃也不合理。为此,近来多主张行食管残胃间的空肠间置手术。又以双腔空肠间置较好,可增加胃容量,延缓胃排空时间;降低反流性食管炎发生率;保留了正常的食物流通道。

C.全胃切除术:胃体部癌、癌侵及两个分区、皮革胃或下区癌有贲门旁淋巴结转移、上区癌有幽门上下淋巴结转移者均适于做全胃切除术。根据术者习惯可采用正中切口或左肋缘下切口,但切口要求较大,暴露较好,操作方便。手术步骤:①胃中、下部游离与淋巴结清除的步骤及方法同远端胃次全切除术,十二指肠于幽门下 3～4cm 切断关闭;②游离食管下段、贲门小弯侧、胃上部大弯侧及淋巴结清除同近端胃次全切除术;③食管空肠端侧吻合完成消化道重建。当病灶直接侵及脾、胰实质或胰上淋巴结、脾动脉干淋巴结与胰实质融合成团而无法彻底清除时,则做全胃合并脾、胰体尾切除。

全胃切除后消化道重建的种类繁多,理想的消化道重建方式应达到以下功能:①代胃有较好的储存功能,使食糜不过早地排入空肠;②重建消化道,尽量接近正常的生理通道;③防止十二指肠液的反流,减少反流性食管炎的发生;④保持较好的营养状况和生活质量;⑤手术安全、简便,手术死亡率低。各种重建的术式各有利弊,无一能完全达到上述要求。Roux-en-Y 吻合减少了十二指肠液反流,但储存功能较差;食管空肠袢式吻合操作简单,但十二指肠液反流发生率较高,应予废止;双腔、三腔空肠代胃改善了食物的储存功能,但操作复杂、手术时间长。术者宜根据患者的具体情况和个人经验,选择合适的重建方法。我们较多用 Roux-en-Y 和 6 字空肠袢代胃术式,患者生活质量良好。

D.胃癌合并受累脏器联合切除术:适用于肿瘤直接浸润邻近脏器或为了彻底清除转移淋巴结而需将邻近脏器合并切除者。60%以上是为清除脾动脉周围及脾门淋巴结而合并胰体、尾及脾切除的扩大根治术。由于脾的免疫功能因而丧失,且术后并发症较多,对无明确脾门淋巴结转移者,做合并胰体、尾及脾切除的扩大根治术应持慎重态度。对胃癌直接浸润食管下端、横结肠、肝、胰等邻近脏器但无远处转移征象者,一般均主张积极将受累脏器合并切除。

E.腹主动脉旁淋巴结清除术:癌肿已浸润至浆膜外或浸润至周围脏器伴第 2、3 站淋巴结明显转移者适于做此手术。手术步骤:①切除大网膜及结肠系膜前叶至胰腺下缘,清除 No.15(结肠中动脉周围)淋巴结、No.14a,v(肠系膜上动静脉根部淋巴结);②切断结扎胃网膜右动、静脉,清除 No.4d(胃大弯淋巴结)、No.6(幽门下淋巴结);③十二指肠降部外侧做 Kocher 切口,将十二指肠、胰头内翻,清除 No.13(胰头后淋巴结),显露下腔静脉、腹主动脉,将结肠肝曲牵向左下,显露肠系膜下动脉,向上清除 No.16b 淋巴结;④切除小网膜,清除 No.12、5、7、8、9、

1、3 淋巴结;⑤游离食管下段,切开左侧胃膈韧带,切断腹段食管,清除 No.2 贲门左淋巴结,切开脾胃韧带,切断结扎胃短动脉及胃网膜左动、静脉,清除 No.4sa,b、No.19(横膈下淋巴结)、No.20(食管裂孔部淋巴结)和 No.16a(腹主动脉淋巴结);⑥将结肠系膜前叶及胰被膜分离至胰腺上缘,显露脾动脉,由脾门向右沿脾动脉清除 No.10、No.11 淋巴结至腹,腔动脉根部;⑦沿脾动脉根部下缘向右分离显露肝总动脉根部下缘,游离胰腺背侧,自脾动脉及肝总动脉根部下缘沿腹主动脉前向下分离至肠系膜上动脉及左肾静脉上缘,清除 No.16a 淋巴结;切断十二指肠,将全胃及 4 站淋巴结全部切除,消化道重建同全胃切除术。本式式称 D_4 手术,日本学者报告伴有腹主动脉周围淋巴结转移者行 D_4 手术后的 5 年生存率可达 10%～20%。但 D_4 手术创伤大、手术时间长、术后并发症多,而且临床实践证明有第 4 站淋巴结转移者其 5 年生存率难以达到 20%的良好效果,即使在日本,目前也只将 D_4,手术限制作为研究。

(3)内镜手术:主要适用于无淋巴结转移的早期胃癌,手术方式包括内镜高频电切术、内镜剥离活检术、内镜双套息肉样切除术、局部注射加高频电切术等。由于癌组织的浸润深度和有无局部淋巴结转移难以估计,必须严格掌握指征:①隆起型、浅表隆起型、浅表平坦型,病灶未侵及黏膜肌层、直径＜2cm 的高分化黏膜内早期胃癌;②浅表凹陷型,病灶未侵及黏膜肌层、＜1cm 的中分化黏膜内早期胃癌;③浅表凹陷型,病灶未侵及黏膜肌层、＜0.5cm 的低分化早期胃癌;④因年老体弱不愿意接受手术或伴有心、肺、肝、肾严重的器质性疾病不能耐受手术者。

(4)腹腔镜手术

1)腹腔镜胃局部切除术:适用于位于胃前壁＜2cm 的早期胃癌。经胃镜将癌灶部胃悬吊后,插入腹腔镜自动切割缝合器切除病灶及其周围部分正常胃壁。优点为手术创伤小、失血少、恢复快、并发症少、术后生活质量高,但其远期疗效有待进一步证实。

2)腹腔镜胃癌根治术:腹腔镜消化道肿瘤根治是目前腹腔镜技术领域中的热点问题,许多外科学者进行了腹腔镜手术治疗恶性胃肠道肿瘤的探索。腹腔镜胃癌根治术操作复杂,无论是游离胃体、清扫淋巴结、切除标本还是消化道重建,操作步骤及操作平面都较多,整个手术操作没有单一的间隙,需要多层面跳跃进行,使手术难度增加。而且目前有关腹腔镜胃癌根治术的研究均为小样本、非随机的短期试验,有待大宗病例的随机临床试验。对进展期胃癌,特别是已有浆膜侵犯者,不宜采用腹腔镜手术。

值得提出的是,对进展期胃癌术前腹腔镜检查很有帮助,可以发现有无腹膜播散而避免不必要的开腹探查,可转为综合治疗。

(二)化学治疗

1.术前化疗(新辅助化疗)　对病期较晚的进展期胃癌(T_3、T_4)术前化疗有可能抑制肿瘤发展或使之缩小,癌灶局限,达到降期和提高手术切除率的目的;还可以消灭亚临床转移灶,减少术中播散和术后复发,提高手术治疗效果。术前化疗可以认为是一种活体的药物敏感试验,为术后继续化疗提供药物选择依据。术前化疗可以采取静脉途径,进行2～3疗程。一项多中心研究比较新辅助化疗和单纯手术的疗效,应用氟尿嘧啶800mg/m^2,5天;DDP 100mg/m^2,dl(水化);28日为一疗程,2～3疗程后休息4～6周手术。术后再用3～4疗程化疗或不化疗。113例随访平均5.7年,5年无病生存率单纯手术组为21%,新辅助化疗组为34%;5年总生存率分别为24%和38%。有统计学差异。

近年来有人提倡经动脉给药的区域化疗,高浓度化疗药物直接作用于肿瘤的供血小动脉,使血管内膜产生炎症、坏死、纤维化,甚至血管闭塞,使肿瘤发生退变,疗效优于静脉化疗。

2.术中化疗　胃癌术后复发约50%以上归咎于腹膜种植转移,是目前胃癌治疗中的难题。手术操作可能使癌细胞逸入血循环而导致血行播散,浸润至浆膜或浆膜外的癌细胞易脱落,手术过程中被切断脉管内的癌栓随淋巴液和血液溢入腹腔内,均可造成腹膜种植。为防止医源性播散,有人用丝裂霉素(MMC)20mg静脉注射,次日再静脉注射10mg,其效果如何难以确定。但手术结束后立即进行腹腔热灌注化疗(IHCP)确有其优越性,利用腹腔灌洗、热效应及化疗药物作用杀灭腹腔内残存癌细胞,以预防或减少腹膜转移。IHCP的主要作用机制为:①与正常细胞相比,肿瘤细胞的热耐受性差;②腹腔化疗造成腹腔及门静脉药物高浓度,药物浓度越高,抗癌作用越强;③热疗与化疗药物有协同作用,可以增加肿瘤细胞对化疗药物的敏感性;④腹腔灌洗对腹腔内游离癌细胞具有机械性清除作用。IHCP的适应证:①癌肿浸润至浆膜或浆膜外和(或)伴有腹膜播散;②术后腹腔种植复发,或伴有癌性腹水。IHCP的灌洗液温度为输入温度44～45℃、腹腔内温度42～43℃、输出温度40～42℃。持续灌洗时间为60～90分钟。常用化疗药物为MMC($20mg/m^2$)、DDP($200mg/m^2$)。药物在腹腔内停留时间与其分子量大小有关。生物碱类分子量较大,因此,伊利替康和紫杉醇类药物在腹腔化疗中的应用近年来得到重视。

3.术后化疗　术后辅助化疗是胃癌最常采用的综合治疗方法,有淋巴结转移的早期胃癌和所有进展期胃癌术后均应做辅助化疗。一般于手术后4周开始,1～2年内给3～4个疗程化疗。术后化疗多采用联合化疗,联合化疗方案多参考晚期胃癌的化疗方案,以氟尿嘧啶(5-Fu)为基础的方案常用的有EAP及FCF方案。EAP方案:ADM$20mg/m^2$静脉注射,第1、7天;足叶乙甙(VP-16)$120mg/m^2$,静脉滴注,第4～6天;DDP$10mg/m^2$,水化,静脉滴注,第2、8天;4周为1周期,3周期为1疗程。毒性较大,主要为骨髓抑制,需要用G-CSF、GM-CSF和特比奥等支持治疗,不适用于老年患者。ECF方案疗效较好,在欧洲应用广泛:表阿霉素$50mg/m^2$,第一天,静脉注射;氟尿嘧啶$500mg/m^2$,24小时静脉滴注,第1～5天;DDP$60mg/m^2$,水化,静脉滴注,第1或2天;3周为1周期,3周期为1疗程。毒副反应较轻。联合化疗既可用于术后辅助治疗,亦可用于不能切除及术后复发转移胃癌的姑息性化疗。

紫杉醇系列药物加入到以氟尿嘧啶为基础的化疗方案中可提高疗

效,但毒副反应也相对增高。

日本开发的口服复方氟尿嘧啶类药物 S-1（替吉奥）近年来在临床上受到关注。它是替加氟（FT-207）和两种酶抑制剂组成的复方。FT-207 已在临床应用多年,口服后在小肠内吸收稳定,生物利用度好,缓慢地转变为氟尿嘧啶。但是 80%～90%的氟尿嘧啶在肝内经双氢嘧啶脱氢酶（DPD）降解后从尿中排出,只有小量形成单磷酸氟脱氧尿嘧啶而发挥抑瘤作用。复方中的 5-氯-2,4 二氢嘧啶（CDHP）为 DPD 酶的可逆性竞争抑制剂,因此能够使氟尿嘧啶在血液中保持较高的浓度和持续较长时间。复方中加入氧嗪酸钾可选择性地抑制氟尿嘧啶在胃肠道黏膜内磷酸化,从而降低胃肠道的毒性反应。目前推荐剂量为 100mg/d,分 2 次口服。连续 4 周休息 2 周。有效率为 45%～50%。亦可与顺铂、伊利替康、多西紫杉醇等联合应用。初步印象表明 S-1 作为手术前后辅助化疗效果较满意,患者不需住院化疗。S-1 对晚期胃癌疗效也很好,个别报告中位数生存期达 696 天,1 年生存率 85.7%,还有不少完全治愈的个案报告。对有腹膜种植者也是有效的药物。

（三）放射治疗

放射治疗是进展期胃癌的治疗手段之一,目的在于减少术后局部复发。

1.适应证及禁忌证　未分化癌、低分化癌、管状腺癌、乳头状腺癌均对放疗有一定敏感性;癌灶小而浅在、无溃疡者效果最好,可使肿瘤完全消退;有溃疡者亦可放疗,但肿瘤完全消退者少见。黏液腺癌及印戒细胞癌对放疗耐受,为放射治疗禁忌证。

2.术前放疗　进展期胃癌病灶直径＜6cm 者适宜术前放疗,＞10cm 者则不宜。术前放疗剂量以 40Gy/4 周为宜,可使 60%以上患者原发肿瘤有不同程度的缩小,手术切除率、生存率提高,局部复发率降低。术前放疗与手术的间隔以 2 周为宜,最迟不超过 3 周。

3.术中放疗　术中放疗的适应证为:①Ⅱ、Ⅲ期胃癌原发灶已切除;②无腹膜及肝转移;③淋巴结转移在 2 站以内;④原发灶侵及浆膜面或累及胰腺。剂量以一次性照射 20～30Gy 为宜,能减少术后局部复发和远处转移,提高生存率。

4.术后放疗　在我国术后放疗一般不作为胃癌的常规辅助治疗手段,但在美国,由于不进行广泛的淋巴清扫,主要依靠术后放疗来提高疗效。他们认为可以和 D_2 手术效果相似而手术并发症较少。对姑息性切除者,应在癌残留处以银夹标记定位,术后经病理证实其组织学类型非黏液腺癌或印戒细胞癌者可行局部补充放疗。剂量一般为 50Gy/5 周。

(四)生物治疗

生物治疗的适应证包括:①胃癌根治术后适合全身应用免疫刺激剂;②不能切除或姑息切除的病例可在残留癌内直接注射免疫刺激剂;③晚期患者伴有腹水者腹腔内注射免疫增强药物。目前主要有 2 类。

1.过继性免疫治疗　主要原理是给患者输注大量具有抗肿瘤效应的免疫活性细胞,以淋巴因子激活的杀伤细胞(LAK 细胞)和肿瘤浸润淋巴细胞为代表。

2.非特异性生物反应调节剂　曾经试图通过增强机体总体免疫功能达到治疗目的。应用过卡介苗、K-432、PS-K、香菇多糖、N-CWS 等,但都并无显著效果。

十、预后

胃癌是威胁生命健康最严重的恶性肿瘤之一。由于病情发展较快,如出现症状后不进行手术治疗,90％以上的患者在 1 年内死亡。近年来随着早期胃癌发现率的提高、手术方法的改进和综合治疗的应用,胃癌的治愈率有所提高,但总的 5 年生存率仍徘徊于 30％左右。在影响预后的诸多因素中,TNM 分期最重要。淋巴结转移与否对预后的影响极大,淋巴结转移的数量与预后的关系尤为密切,转移数越多预后越差。其次是治疗方法,包括手术类型、淋巴结清除范围、综合治疗措施等。规范手术治疗后仍然失败的主要原因为腹膜种植转移,迄今尚无很好的解决办法。提高早期胃癌的诊断率和早期胃癌在治疗患者中的构成比,是改善胃癌预后最为有效的措施之一。合理选择并规范手术方式,加强综合治疗措施,亦是改善预后的方法之一。

第七章　肝癌的外科治疗

一、手术切除

1.基本原则

(1)彻底性:完整切除肿瘤、切缘无残留肿瘤。

(2)安全性:最大限度保留正常肝组织,降低手术死亡率及手术并发症。

2.必备条件　一般情况良好,无明显心、肺、肾等重要脏器质性病变;肝功能正常或仅有轻度损害(Child-Pugh A 级);或肝功能分级属B 级,经短期护肝治疗后恢复到 A 级;肝储备功能如 ICGis 基本在正常范围以内;无不可切除的肝外转移性肿瘤。

3.剖腹探查的指征

(1)肝癌诊断明确者:诊断明确的肝癌可以考虑手术切除。其中包括小肝癌与大肝癌、周缘型肝癌及肝门区肝癌、表浅性肝癌与深在性肝癌、伴肝硬化之肝癌以及肝癌破裂者。

(2)肝癌诊断不能排除者:肝实质占位性病变确实存在,但 AFP 阴性,经影像学检查肝癌特征不典型但又不能排除者均可考虑开腹探查。在目前的治疗条件下,肝切除风险远小于肝癌延误治疗带来的危害。

4.禁忌证

(1)全身情况:包括年龄过大、体质过度虚弱、严重心肺功能障碍或有代谢性疾病无法耐受手术者。

(2)肝情况:严重肝硬化、肝萎缩,肝功能失代偿(Child C 级)。

(3)肿瘤情况:肿瘤多发或肿瘤巨大、边界不清,伴有门静脉主干癌栓或胆管癌栓者为肝癌切除的相对禁忌证。单个或局限性肺转移,有时可以一并切除,而并非肝切除的绝对禁忌证。

5.根治性切除标准 ①肿瘤数目不超过 3 个;②无门静脉主干及一级分支、肝总管及一级分支、肝静脉主干及下腔静脉癌栓;③无肝外转移,完整切除肉眼所见肿瘤,切缘及余肝无残癌;④术后影像学检查未见肿瘤残存,术前 AFP 阳性者术后随访 2 个月内血清 AFP 降至正常。

6.姑息性肝切除标准 局部病变须符合下列条件:①3~5 个多发性肿瘤,超越半肝范围者,行多处局限性切除;②肿瘤局限于相邻 2~3 个肝段或半肝内,无瘤肝组织明显代偿性增大达全肝的 50% 以上;③肝中央区(中叶或Ⅳ、Ⅴ、Ⅷ段)肝癌,无瘤肝组织明显代偿性增大达全肝的 50% 以上;④肝门部淋巴结转移者,肿瘤切除同时行淋巴结清扫或术后治疗;⑤周围脏器受侵犯者一并同时切除。

姑息性肝切除还涉及以下几种情况:原发性肝癌合并门静脉癌栓和(或)下腔静脉癌栓、肝癌合并胆管癌栓、原发性肝癌合并肝硬化门静脉高压、难切性肝癌的切除。此外,对于不适宜姑息性切除的肝癌,应考虑姑息性非切除外科治疗,如术中肝动脉结扎和(或)肝动脉、门静脉插管等。

7.手术操作要点

(1)麻醉:目前,连续硬膜外阻滞复合全身麻醉已成为肝肿瘤手术的主要麻醉方法。其优点有:①硬膜外阻滞主要起镇痛作用,不需要高浓度的局部麻醉药使运动神经阻滞达到肌肉松弛,这就避免或减少了由硬膜外阻滞所造成的血压下降对肝血流的影响;②全身麻醉所需要提供的只是肌肉松弛和镇静,全身麻醉药的用量可大为减少,同时避免了大剂量阿片类镇痛药的使用,从而减少对肝功能的不利影响。

(2)体位:左叶肿瘤取平卧位,右前叶肿瘤右侧垫高 45°,右后叶肿瘤 60°~90°向左侧卧位。

(3)切口:采用右肋缘下斜切口,避免开胸,必要时向右后及左肋缘下延长,可显著降低术后并发症发生。

（4）探查

腹腔脏器：胃、十二指肠、结肠应常规检查，以排除溃疡性疾病及肿瘤，如胃、肠存在恶性肿瘤可同时行胃、肠肿瘤的切除手术。

肝：了解肝的大小及肝硬化的程度，判断余肝的体积，估计余肝术后肝功能的代偿情况。

肿瘤：了解肿瘤的位置、大小、数目、边界，必要时行术中B超检查以协助定位。

肝门淋巴结及门静脉癌栓：一般讲，原发性肝细胞癌较少发生肝门淋巴结转移，而肝内胆管细胞性癌更易发生淋巴结转移。门静脉失去弹性，无空虚感，多提示门静脉癌栓的存在。

（5）手术方式：基本由术者习惯而定，一般遵循"左规右不规"的原则，即右叶肿瘤多施行肝局部或部分切除术；左叶的肿瘤则多采用规则性切除如左半肝切除术或左外叶切除术。对于局限于Ⅱ及Ⅲ段肿瘤，行规则性肝左外叶切除术；肝左内、外叶交界，位置较深或>5cm 的肿瘤，行规则性左半肝切除术；局限于Ⅳa及Ⅳb段且≤3cm 的肿瘤行Ⅳa及Ⅳb段切除术；局限于左内叶且>3cm 的肿瘤行Ⅳ段切除术；肝右叶浅表的肿瘤，且≤3cm，行肝局部切除术；局限于Ⅴ、Ⅵ、Ⅶ、Ⅷ各段且≤3cm 的肿瘤，行所在肝段切除术；侵犯肝右叶相邻肝段，行联合肝段切除术；肿瘤>5cm 且累及肝右叶各段时行右半肝切除术；局限于尾状叶的肿瘤，行全尾叶切除术；若尾状叶肿瘤同时侵犯肝左、右叶，行联合肝切除术等。

（6）手术切缘：有人认为，切缘距离肿瘤越远，手术越彻底，但实际操作时，还需要视肿瘤部位、大小及肝硬化程度而定。肿瘤切除范围增加了，手术彻底性一定程度上可以得到提高，但安全性则相对下降，有时甚至由于盲目扩大手术范围而损伤一些不应伤及的重要管道，这是不足取的。目前国际上尚无切缘距肝肿瘤多少厘米为根治性切除界限的明确说法。通常肿瘤距切缘应>1cm 或2cm。随着术中B超的广泛应用，切除范围是否足够可通过术中B超进行检查，从而避免因疏忽而切破肿瘤。

(7)切肝的方法：切肝有不同的方法，刀柄法、手指离断法(Kelly钳技术)、血管钳法、超声刀(CUSA)、吻合器、水刀、TissueLink、LigaSure,超声谐波刀以及射频能量切肝法(Habib4X)等，也可联合应用这几种方法。笔者倾向血管钳法，既可以较迅速地切割，又保证了主要管道的钳夹，减少了术中的失血。

(8)控制出血的方法：肝手术的关键是控制手术中的出血。典型的肝叶切除时，多先解剖肝门结扎有关的脉管，然后再进行肝叶的切除。目前多在常温下采取间歇性人肝血流阻断Pringle法。每次阻断时间一般不超过15min,间隔3～5min可再行阻断，直至将病肝切除，无肝硬化者阻断时间可适当延长。第一肝门阻断控制术中出血的方法较为常用，术后一般无不良后果。但应用于肝硬化程度较重的患者时应慎重，时间不宜过长，否则有可能导致肝缺血坏死和术后肝性脑病。为避免对保留侧肝缺血性损伤，减轻内脏淤血，对部分肿瘤局限的患者也可考虑行选择性半肝血流阻断，即预先解剖患侧肝动脉、门静脉分支，切肝时用止血带或无损伤止血钳阻断，既减少了出血，又尽可能保护了健侧的肝功能。在肝切除过程中，肝静脉的血液反流是失血的重要原因，控制性降低中心静脉压力以及术中B超定位下指尖压迫肝右静脉均可减少肝静脉性出血。对于肿瘤邻近肝中、肝右静脉，或者Ⅸ段,尾状叶较大的肿瘤，需对肝内重要管道的解剖有充分的认识，动作轻柔、仔细操作、精细解剖，必要时可利用常温下全肝血流阻断的方法控制出血，但因其本身操作复杂，风险大，应慎重选择使用。

(9)肝断面的处理：肿瘤切除以后，应进一步处理肝断面。首先是止血，对于肝断面的渗血点，可通过缝扎的方法止血；对大血管损伤的处理，绝大多数为侧壁受侵，直视下以prolene缝线缝合或钳夹后修补甚为安全。其次是检查肝断面是否存在胆漏，如有胆漏，应予以缝扎关闭。再次是肝断面最后处理，依手术者的习惯及肿瘤的位置、余肝的体积、病人的情况而不同。笔者主张在不影响余肝静脉回流以及压迫较大的胆管的前提下,对拢缝合肝断面,可以最大限度地减少术后断面出血、胆漏及膈下感染的机会。如果肝断面处有重要的管道存在,对拢缝合将严重影响肝的血供或回流;余肝体积较小,对拢缝合导致的肝组织损伤会明显增加术后肝衰竭的风险;肝炎症、水肿或严重肝硬化的肝对合困难;肝断面甚大等,在确保肝断面无活动性出血及胆漏的情况下,可开放肝断面,表面喷涂生物蛋白胶,再敷以止血纱布。我们坚决反对为闭合创面而闭合创面的做法,操作过程中的灵活性是确保对拢闭合成功的关键与精髓。

(10)放置引流管:目的是观察术后出血、胆漏、了解腹水的情况以及减少手术区或膈下的积液等。

8.术后观察与处理 术后应密切注意病人的神态、生命体征、尿量与腹腔引流管引流量;检查病人的皮肤弹性和色泽、巩膜有无黄染、舌头是否干燥、腹部体征及腹壁切口愈合情况;定时复查血常规、肝、肾功能、凝血功能、血糖等生化指标以及肿瘤学指标的变化;复查彩超以明确腹腔积液及胸腔积液情况。

在肝切除术后,承担多种功能的肝的功能会发生一定程度的损害,需要应用一些药物以促进或改善肝功能,包括应用谷胱甘肽、肌苷、门冬氨酸钾镁、维生素 C 等。为减少术后出血,可静脉滴注维生素 K_1,也可联合应用酚磺乙胺(止血敏)、氨甲苯酸(止血芳酸)、凝血酶原复合物等,特殊情况下应用巴曲酶(立止血),但要注意高凝状态引起血栓形成的不良反应。为减少术后低蛋白血症及胸、腹水的发生,每天应用 10～20g 白蛋白,静脉滴注,再联合应用利尿药,预防效果更好。肝癌患者多合并肝硬化,为减少门脉高压性胃病和应激性溃疡所致的上消化道出血,可常规应用抑制胃酸分泌的西咪替丁(甲氰咪胍)类或质子泵抑制药。

9.肝癌切除术并发症的处理 肝叶广泛切除后可能发生若干严重的并发症,有时可导致患者死亡。这些并发症的防治,除手术时需操作细致,麻醉恰当外,尚需加强术前准备和术后处理。

（1）腹腔内出血：有原发性出血和继发性出血两种可能，尤以原发性出血较为多见。出血部位可来自肝断面、裸区、三角韧带、肾上腺及胆囊窝等。术后出血的原因多由术中止血不彻底、结扎线脱落以及凝血功能障碍等引起。减少此并发症的关键是手术野严密止血，门静脉、肝静脉、肝短静脉、肾上腺静脉以及肝动脉等重要管道残端必须缝扎，必要时结扎加缝扎。肝断面出血点必须严密、仔细缝扎，确保无活动性出血、渗血。术后 1 周左右因肝切面组织坏死或感染而致继发出血者比较少见。对严重肝硬化凝血功能障碍者术前需纠正凝血功能，术中尽量缩小手术范围，尽量补充全血及新鲜血浆，必要时适当输注凝血酶原复合物、纤维蛋白原、血小板等凝血物质。一旦发生出血，处理原则主要为止血、输血等内科治疗。出血量过大，内科治疗无效，应剖腹探查，寻找出血点并予以相应处理。有时处理极为困难，因此预防最重要。重点是肝断面处理，可用肝缝线加 1～2 针褥式缝合，保证断面的相互对合，不留无效腔。止血应彻底，断面缝合要严密。

（2）低血容量性休克：术前一般健康状况不佳，术中出血过多，手术时间过长，特别是应用降压麻醉不当，均可能造成术中及术后的休克，严重者可导致患者死亡。所以术后继续输血、给氧，并每日注射维生素 K_1 是必要的。此种情况一旦发生，应立即补液、输血等处理，同时保护心肺肾功能，必要时用中心静脉压监测。为减少其发生，对于手术复杂、术中生命体征不稳定以及年老、体弱的患者尤其予以特别的重视。

（3）腹膜炎：主要是由于术后肝切面的组织发生坏死，或切面的小胆管未经妥善结扎而有胆汁渗出所致。除术前术后应加强抗生素的使用外，术时对切断面仔细处理，以及术后通畅而充分的引流，均有一定的预防作用。在解剖肝门时对患侧肝管不予结扎，仅在断面上仔细结扎各支小胆管，使胆汁仍能自胆管向肠道引流，这在一定程度上也可以减少胆汁漏之发生，从而防止严重的继发感染。

（4）肝衰竭：目前肝癌切除术最严重的并发症，常导致患者死亡。肝衰竭的发生与以下因素有关：①严重肝硬化、肝萎缩、肝储备功能差；

②肝切除量过大;③出血多、输血多;④肝门阻断时间长、麻醉时间长。加强术前的保肝疗法,给予高蛋白、高糖类饮食,术时及术后给予氧气吸入,注意止血并适当输血以防止缺氧和休克,避免在切断肝组织时长期钳住第一肝门血管,尽可能减少吸入性麻醉药之用量(必要时可酌给肌肉松弛药)以减少其对肝的损害,适量予以高渗葡萄糖液输给,是有益的预防措施。肝衰竭主要表现为4方面:肝性脑病、黄疸、腹水及凝血功能障碍。一般肝性脑病发生率低。黄疸的处理主要是应用护肝药物。部分学者主张用激素以提高机体应激能力并减少肝细胞破坏,有时可缓解病情并度过危险期。腹水较常见,大多可缓解。腹水的处理,主要是血浆及白蛋白的补充,适当应用利尿药。凝血功能障碍较常见,通过补充凝血酶原复合物、冷沉淀、纤维蛋白原,酌情应用抗纤溶的氨甲苯酸等促凝、止血药物,大多可以改善,一旦出现弥散性血管内凝血(DIC)表现,则提示预后不良。肝衰竭一旦发生,预后多不良,关键在预防。术前肝储备功能的正确评估、严格掌握手术指征是预防术后肝衰竭的最好方法;减少余肝的损伤。切肝时在保证切除范围的情况下,尽可能保留正常的肝组织。熟悉肝的解剖,保证余肝的血供(肝动脉和门静脉)和流出道(肝静脉)的通畅。术后各类型的感染与上消化道出血是肝衰竭的重要诱因,术后必须合理使用广谱的抗生素预防感染、积极预防上消化道出血(降低门脉压力、保护胃黏液、制酸等)。

(5)上消化道出血:常在术后5~14d发生,多为门静脉高压、胃底食管静脉曲张破裂,胃、十二指肠应激性溃疡所致。由于剩余的肝组织体积小,术后肝必然充血;且因肝血流受阻也可能引起继发的门静脉高压而致胃肠道充血。有时血液也可以从肝创面经胆管流入肠道。通常应用胃黏液保护药、制酸、止血药物等处理可逐渐康复。当出血量较大时,可行胃镜检查并在直视下止血。术后应用生长抑素,如奥曲肽、生长抑素(施他宁)等对于减少门静脉高压引起的出血有一定作用。

(6)伤口感染或崩裂:肝切除后血浆蛋白往往显著降低,再加手术野有潜在的感染存在,手术创口极易发生感染,甚至形成崩裂。预防的方法是手术前后必须加强营养及给予大量维生素；手术时止血应彻底，伤口宜采用间断缝合，必要时须用张力缝线；对于贫血的患者，术后还需多次少量输血，并应避免腹内压增高。

（7）腹水漏：肝癌切除术后，患者肝功能尚未完全恢复，产生腹水后经切口或引流管口渗漏，如不及时处理，轻则导致水、电解质紊乱，重则可致全身功能衰竭、甚至死亡。处理此种情况，应及时用大三角针、粗丝线在渗漏处加密缝合，同时加强营养支持及利尿，保持水、电解质平衡。术中按腹壁层次严密缝合切口，一定程度上可减少腹水漏的发生率。

（8）胸腔积液：肝切除术后最常见，但并不严重的并发症之一，尤其是右叶手术后胸腔积液更为常见。可能与膈肌刺激、胸腔静脉和淋巴回流受阻以及术后低蛋白血症、胶体渗透压降低有关。术中尽量减少对膈肌的刺激和损伤，术后引流通畅、防止膈下积液，大量白蛋白和血浆支持，提高胶体渗透压等措施有助于减少胸腔积液形成。胸腔积液可用 B 超证实和定位，量少、患者无不适可不必处理。量多者则应行胸腔穿刺抽液。抽胸腔积液后应予以白蛋白或血浆补充，否则胸腔积液不仅不能控制，反而加重，甚至全身衰竭。抽胸腔积液后，应严密观察，如有气胸发生及时处理。

（9）胆漏：是肝切除常见的并发症。文献报道肝切除术后胆漏的发生率为 7.2%。发生的原因：肿瘤邻近大的胆管，切除过程中损伤胆管难以避免；肝断面处理时未发现潜在的胆漏处或断面开放时，胆管结扎线脱落等。如有可能，对拢缝合肝断面将在最大限度上减少术后胆漏的发生。术中胆道内注射亚甲蓝试验、胆管造影以及纤维蛋白胶的应用可降低胆漏的发生。而且随着肝切除技术的改进，此种并发症会逐渐减少。胆漏发生后，多数无须再次开腹，保持通畅的引流是治疗的关键。必要时可经皮穿刺胆道引流以及早期经内镜放置胆管内支架也是处理肝切除术后胆漏的有效手段。

（10）急性肾衰竭：较罕见，但因其治疗难，预后差，需高度重视。肾衰竭常见于肝切除量过多,失血量较大而未及时补充所致。另外如果肿瘤巨大,在行肝总动脉结扎,肝固有动脉插管后,可能肿瘤广泛坏死产生大量毒素引起急性肾小管坏死,导致急性肾衰竭。部分术前严重梗阻性黄疸患者也可因血清胆红素过高造成,伴有肾衰竭或肾疾病更易诱发。预防措施:严格掌握手术指征,对有肾基础疾病的患者尽可能避免行大的肝切除手术;及时补充血容量,防止低血容量性休克;对术后尿量明显减少甚至无尿而排除血容量不足等原因者应及早使用利尿药及扩张肾血管药如多巴胺等;避免使用肾毒性药物。血液透析几乎是唯一有效的治疗措施。

(11)膈下感染与积液:肝右叶切除术后,体温升高不退,使用多种抗生素无效,应想到膈下积液或感染的可能。发生的原因:因肿瘤切除的需要,右侧韧带及裸区游离范围较大且止血不够彻底;引流管位置不当;某些原因导致引流不畅;右肝大手术后,恢复异常"顺利",引流液甚少,医务人员盲目乐观过早拔除引流管。术后1周左右常规B超检查是早期发现膈下感染及积液的重要手段。B超引导下穿刺抽液,必要时置管引流是有效的治疗方法。

二、肝移植

在我国,肝癌是居第二位的恶性肿瘤,全世界每年新发肝癌1/2以上在我国。理论上肝移植是治疗肝癌合并严重肝硬化的最佳选择,因为肝癌生长具有多中心的特点,同时患者合并有门静脉高压和严重的肝硬化,使肝切除范围受到明显限制。肝癌肝移植在理论上彻底清除了肿瘤和肝内转移灶、最大限度地达到根治的要求,消除了肝癌产生的肝病背景。随着手术技术的成熟,免疫抑制药物的发展,肝移植已成为肝癌治疗的一个重要手段,并逐渐得到临床医师的认可和接受。

1.肝癌肝移植适应证　国际上广泛采用 Milan 标准和 UCSF 标准,国内尚无统一的标准。

(1)Milan 标准:1996 年,Mazzaferro 等首先提出小肝癌肝移植指征(即 Milan 标准)。Mazzaferro 等选取的肝移植受体都是肝功能失代偿、不能耐受手术切除或是因为肿瘤位置特殊无法切除的患者。所谓 Milan 标准,即肿瘤无血管侵犯、单个肿瘤直径≤5cm 或多发肿瘤数目≤3 个且最大直径≤3cm。符合这个标准的肝癌肝移植病人术后 4 年总体生存率和无瘤生存率分别为 85% 及 92%。此后其他肝移植中心应用 Milan 标准得到了满意疗效。由于越来越多的证据表明,符合 Milan 标准的肝癌肝移植术后无瘤生存率明显高于肝切除,可获得与良性肝病肝移植同样满意的术后生存率和生活质量,且 Milan 标准的各项指标较容易通过影像学检查技术获得,因而 1998 年美国移植器官共享网络(UNOS)开始采用 Milan 标准作为筛选肝癌受体的主要依据。

(2)肝癌肝移植器官分配评分系统:2003 年 4 月,UNOS 综合美国肝肿瘤研究组"改良 TNM 分期"和终末期肝病模型(MELD)制定了"肝癌肝移植器官分配评分系统""改良 TNM 分期"Ⅰ及Ⅱ期等同于 Milan 标准。"肝癌肝移植器官分配评分系统"规定对肝癌肝移植患者给予额外的 MELD 加分,Ⅰ期、Ⅱ期或符合 Milan 标准的肝癌可以提高 24 分(在以后等待移植期间每 90 天加 1 分,代表患者可能增加 10% 的病死率)。"肝癌肝移植器官分配评分系统"综合考虑了患者的肝功能、全身情况和肿瘤进展,基本保证符合 Milan 标准的肝癌患者与良性肝病有平等机会获得供肝,该标准开始实施的第 1 年中肝癌肝移植数量较以前增加了将近 3 倍,肝癌患者平均等待时间从 2.28 年下降至 0.69 年。后来,UNOS 又进行了调整,T_1 期肝癌患者不再给予额外的加分,T_2 期患者由原来的 24 分再降至 22 分。目前对调整后的效果尚待进一步的观察,但"肝癌肝移植器官分配评分系统"仍然受以下因素影响:供肝的数量、移植前诊断和分期的准确性和术后辅助治疗的进展。

(3)Pittsburgh 改良 TNM 标准:Milan 标准也有自身的不足,它对肝癌肝移植患者移植指征限制过于严格,使 27%～49% 的患者丧失移植根治的机会,同时原有 TNM 标准不能准确地评估肝癌肝移植患者预后。2000 年 Pittsburgh 大学 Marsh 等提出了改良 TNM 标准,主要根据肿瘤大小、血管侵犯、有无两叶受累、淋巴结是否阳性及有无远处转移情况将肝癌分为Ⅰ,Ⅱ,Ⅲa,Ⅲb,Ⅳa,Ⅳb6期,Ⅰ~Ⅲb期符合肝移植标准,而Ⅳa及Ⅳb期则排除在肝移植之外。Marsh等对肝癌肝移植的回顾性分析显示,有27%超出Milan标准但符合Pittsburgh标准的病例获得了长期生存(平均随访时间3.3年),其中49%的病例没有复发。Pittsburgh改良TNM标准主要将侵犯大血管、淋巴结受累、远处转移作为肝移植禁忌证,显著扩大了肝癌肝移植的适应证范围,使原来一些被Milan标准排除在外的肝癌病人获得肝移植机会,但其作为肝癌肝移植筛选标准的缺陷是:①在术前很难对微血管或肝段分支血管侵犯情况作出准确评估,并且很多有肝炎背景的肝癌病人,其肝门处的淋巴结肿大可能是炎性的,需要行术中冷冻才能确诊;②由于移植前根据影像学分期可能致20%~30%患者被低估肿瘤情况,如果指征稍微扩大,将会导致许多进展期肝癌患者进入肝移植等待名单,并且随着肝癌发病率的增加,这种趋势将会更加明显。有鉴于此,Pittsburgh改良TNM标准至今未被UNOS所接受。

(4)加州大学旧金山分校(UCSF)标准:Yao等于2001年提出了UCSF标准,即单个肿瘤直径≤6.5cm,或多发肿瘤数目≤3个且每个肿瘤直径均≤4.5cm、所有肿瘤直径总和≤8cm。符合UCSF标准的70例肝癌肝移植病例术后1年及5年生存率分别为90%及75%,与符合Milan标准的肝癌肝移植无显著性差异;超出Milan标准但符合UCSF标准的肝癌肝移植病例其2年生存率为86%。与Milan标准相比,UCSF标准显著减少了由于等待供肝时间延长而逐渐增加的受体丢失率,扩大了肝癌肝移植的适应证范围,同时术后复发率又无明显增加,显示出较Milan标准更好的参考价值,已经被较多的肝移植中心所接受。

(5)up-to-seven标准:2009年初Mazzaferro等通过回顾分析欧美1556例肝移植患者病理结果,提出了新的预后模型——"7限理论",即对最大肿瘤直径(cm)与瘤灶数目之和不大于"7"的无血管侵犯的肝癌患者 5 年生存率可达 71%。这一良好的结果可看做扩展 Milan 标准的又一次尝试。

(6)华西医科大学施行的标准：①UICC Ⅰ期伴有失代偿肝硬化；②UICC Ⅱ期肝癌，特别当肿瘤累及肝左、右叶，并发肝硬化时；③特殊位置的肝癌(如紧贴血管等重要结构)难以切除或根治性切除；④对中晚期肝癌病例，只要条件许可，辅助以手术前后的化疗或放疗，也可施行肝移植；⑤对于活体肝移植，由于供肝来源的特殊性和较好的报道效果，只要术前没有发现肝外转移和血管浸润，均可纳入肝移植。其中 112 例肝细胞癌肝移植术后 1 年、3 年、5 年生存率分别为 75.34%，62.34%及 49.87%。超过 Milan 标准的大肝癌肝移植后仍可获得较好的生存率，其中单个肿瘤直径>10cm 或多个肿瘤仍局限于半肝者，3 年生存率可达 77%，肿瘤已弥漫全肝但无肝外转移者 2 年生存率可达 73.8%，但门静脉主干有癌栓者 1 年生存率仅 20%，表明除门静脉主干有癌栓外，即使肿瘤已弥漫全肝，行肝移植仍可取得较好的生存率及生活质量，提示不能切除的大肝癌施行肝移植是可以接受的。

2.活体供肝移植(LDLT)指征　由于尸体供肝的短缺，活体供肝移植数目正逐年上升。相对于尸肝移植，活体供肝通常来源于年轻健康的供体、冷缺血时间短、供肝质量优于尸肝，更重要的是活体供肝缩短了受体等待肝源的时间，使肿瘤血管侵犯、肝外播散情况大大减少。由于现有的 Milan 标准、UCSF 标准均来源于尸肝移植的脏器分配原则，对于 LDLT 可能不完全适合，国际上许多学者认为应该扩大 LDLT 移植指征。但也有学者反对任意扩大 LDLT 的指征，因为 LDLT 虽然缩短了等待供肝的时间，降低肿瘤进展的风险，但很遗憾这种"快速"的移植随之带来了较高的复发率，以往尸肝移植患者在较长的等待过程中使肿瘤的生物学特性充分显现出来，通过"自然选择"可以挑选更合适的受体，血管侵犯、肿瘤直径>5cm、肿瘤数目多于 3 个依旧是影响复发的重要因素，预示 Milan 标准在 LDLT 仍旧有一定的指导意义。

3.肝癌肝移植术后肝癌及肝炎的复发　复发率：6%~27.6%不等。

复发时间：中位时间 12 个月，75％复发间隔时间在 2 年内。

复发部位：常见的复发转移部位是肝、肺、骨，亦有脑、肾上腺、结肠及乳腺转移的报道。

复发肿瘤来源：①术前已经存在的微转移灶；②病肝切除过程中因挤压、搬动肝或肿瘤的破裂造成肿瘤细胞的转移。

复发的危险因素：①血管侵犯，为最危险因素；②肿瘤体积，直径＞5cm 是危险因素；③肿瘤组织学分级，Ⅲ～Ⅳ级预后不良；④AFP 水平，300μg/L 为临界值预测更准确；⑤肿瘤病理分期；⑥淋巴结转移；⑦微转移灶或微卫星灶；⑧免疫抑制药，主要为类固醇激素。

由于术后抗排异治疗（免疫抑制）与抗肿瘤治疗（免疫增强）间的矛盾，以及肝癌本身较高的恶性程度，直至目前仍缺少行之有效的预防术后复发转移的手段。一般说来，预防肝癌肝移植术后肿瘤复发转移的策略包括术前、术中及术后 3 个方面。

（2）乙型肝炎复发：我国绝大多数原发性肝癌同时合并乙型肝炎后肝硬化，而合并严重肝硬化的原发性肝癌是我国肝移植的主要适应证之一，据不完全统计，原发性肝癌占国内肝移植的比例 30％～70％不等。尽管病肝的切除去除了体内最大的病毒源泉，但寄生于其他体细胞内的乙型肝炎病毒是乙型肝炎复发的基础，另外部分患者因免疫功能的下降存在再感染乙型肝炎病毒的可能。随着肝移植术后长期存活患者的不断增多，肝移植术后乙型肝炎再感染、复发的问题日益突出。国内外长期观察的资料表明，乙型肝炎受体如果术后不进行任何预防措施 100％患者术后复发；如果长期单纯使用拉米夫定约有 60％患者出现耐药的 YMDD 变异株；如果术后单纯使用抗乙型肝炎免疫球蛋白（HBIG）乙型肝炎复发率为 30％左右；目前国外最为肯定的治疗方案为拉米夫定结合大剂量 HBIG，可使乙肝复发率降至 5％。至于小剂量 HBIG 联合拉米夫定是否具有同样的预防作用目前尚未有确切定论。另外国内外对不用 HBIG 的方案如拉米夫定与阿德福韦的联合、应用其他核苷类似物如恩替卡韦、替诺福韦以及应用主动免疫方法如接种乙型肝炎疫苗等不同方案预防肝移植术后乙型肝炎复发的作用进行了有益的探索。

三、肝动脉结扎插管化疗

近年来发现对肝的恶性肿瘤,无论为原发性或转移性,肝动脉结扎都是一种比较有效的疗法。因为通过实验研究和临床观察,发现肝内恶性肿瘤的血液供给主要来自肝动脉,仅有少量血供是来自门静脉;肝动脉结扎后肿瘤的血供可减少90%～95%,而正常肝组织仅减少35%～40%,所以肝动脉结扎后肝内癌肿会发生选择性坏死,因而可延长患者的生存期。不过肝肿瘤的这种缺血坏死仅是暂时的,在结扎后大约1个月通过侧支循环的逐渐建立,残余的癌细胞将重新开始生长,但临床缓解或好转的时期一般可达18～20周,患者食欲改善,疼痛消失,肿块缩小,体重增加。

1.适应证　①剖腹探查时发现腹内已有广泛的癌转移,不适宜做部分或全肝叶切除者;②主要症状由于肝内肿瘤所致,但术前已知有肝外肿瘤存在者;③为减小肝肿瘤的体积和减少毒性物质的产生,先做肝动脉结扎,为下一步的肝切除做准备;④通过股动脉插管造影或其他方法,已证明肝外和肝内的门静脉确实通畅者。

2.禁忌证　①术前有严重肝功能障碍,或有较明显的黄疸和腹水者;②术中发现肝有严重硬化,或者有门静脉阻塞现象,门静脉压在53.3kPa(400mmHg)以上者;③肿瘤体积已超过全肝的3/4,或病变之间已无正常肝组织残留者;④肿瘤过大影响肝门的暴露,致结扎术有技术上之困难者。

3.手术要点　剖腹探查后如果决定做肝动脉结扎术,结扎点原则上应尽可能靠近肝。由于解剖的变异和广泛的肿瘤所造成的局部情况,手术时须根据动脉结扎后肝组织和肝内肿瘤的不同颜色变化,或通过经肝动脉导管注射亚甲蓝溶液,观察肝组织蓝染的范围来判断肝动脉是否已达到完全结扎或适当结扎的目的,有时须结扎两个或更多的动脉支。结扎后的颜色变化并不恒定。有时因局部组织缺血,胆囊也须切除。临床上常用的插管途径是经胃网膜右动脉插管。可在术中由十二指肠上部上方解剖肝十二指肠韧带,解剖显露肝总动脉、肝固有动脉和胃十二指肠动脉;距幽门 5cm 处解剖出胃网膜动脉 2cm 左右,远端血管结扎,导管由胃网膜右动脉近端插入,直视下从胃十二指肠动脉插管至肝固有动脉或患侧肝动脉支,探查明确后注射亚甲蓝观察肝染色范围以核实。插管前以套线方式暂时阻断肝总动脉,有助于导管顺利插入预定位置。术中应注意有无变异的肝固有动脉、肝右动脉或肝左动脉,有时需在肝门处直接插入异位的动脉支。如果患肝硬化严重,有时可不结扎肝总动脉,以防术后产生肝衰竭。

抗癌药物的肝内灌注可使抗癌药高浓度地首先集中于肝,局部作用大而全身反应小。虽然肝内的局部灌注疗法有可能引起一时性的药物性肝炎,因此,肝功能不佳或有严重黄疸者一般是属禁忌,但实际上除了情况特别严重者以外,通常仍可适应局部灌注;并有肝硬化或门静脉高压者也不是灌注疗法的禁忌证。

四、门静脉插管化疗

适应证:①剖腹探查时发现腹内已有广泛的癌转移,不适于做部分或全肝叶切除者;②门静脉主干及一级分支癌栓,经手术取栓术后预防癌栓再形成以及减少肝内复发转移;③联合肝动脉结扎插管,为巨大肝癌二步肝切除做准备。

第八章　胰腺癌的外科治疗

一、胰十二指肠切除

1.胰十二指肠切除术的范围　远侧胃的 $1/3\sim1/2$、胆总管下段(或肝总管下端+全部的胆总管)和(或)胆囊、胰头、十二指肠全部、近端 10 $\sim15cm$ 的空肠,充分切除胰前方的筋膜和胰后方的软组织,切除的断面无癌细胞残留。胰腺在肠系膜上 V 左缘离断,需距肿瘤 3cm 以上,钩突部与局部淋巴液回流区域的组织、区域内的 N 丛、大血管间的疏松结缔组织等,必须完全切除。清扫胰腺周围区域淋巴结一般要求至第一站,必要时至第二站。胰腺周围淋巴结应包括腹主动脉周围的淋巴结,临床实践证明腹主 A 旁淋巴结转移是术后复发的原因之一,淋巴结清扫术后理想的组织学检查至少有 10 枚被清扫的淋巴结,如果少于 10 枚,即使病理检查均为阴性,N 分级应定为 PN_1 而非 PN_0,临床医生应高度重视。

2.按手术切除的程度分类　R_0 切除即根治性切除,切缘无瘤残留;R_1 切除:肉眼无瘤但镜下切缘阳性;R_2 切除:肉眼和镜下切缘均见肿瘤。主张:R_0 切除,不主张有癌残留的姑息性切除。为达到根治性切除,必须遵循无瘤原则,如肿瘤不接触原则、肿瘤整块切除原则、肿瘤供应血管的阻断原则等。安全的切缘至关重要,胰头癌行胰十二指肠切除必须注意 6 个切缘,包括:胰腺(胰颈)、胆总管(肝总管)、胃、十二指肠、腹膜后、其他的软组织等。胰腺的切缘建议术中冰冻病理检查,以保证足够的切缘,防止癌残留。

3.麻醉方式、体位和切口　以气管插管吸入麻醉为首选,也可以采用连续硬脊膜外麻醉。体位：多采用仰卧位，腰背部垫高。切口：中上腹右侧经腹直肌切口，旁正中切口，正中切口，也有采用上腹横切口、弧形切口或肋缘下切口等。扩大的 Kocher 切口可将十二指肠和胰头从后腹膜提升至中线，位于胰腺钩突至颈部的肠系膜上 V 非常容易辨认，使肠系膜上 V 完全暴露，并可触及肠系膜上 A，通过将胆囊移出胆囊窝，并胆囊管从肝总管和胆总管的交界处分离下来，可以清晰地暴露肝门部，该扩大的 Kocher 切口和手法便于探查和手术。

4.消化道重建　消化道重建包括胰肠、胆肠、胃肠吻合，常用 Child 法和 Whipple 法。

(1)Child 法：

1)胰肠吻合术(PJ)：迄今为止文献报道的胰肠吻合法有几十种之多，但均无法完全避免胰瘘的发生，众多的学者进行了不懈的努力和各种尝试，如胰胃吻合、胰管空肠黏膜吻合、捆绑式胰肠吻合、胰空肠套入吻合、空肠浆肌袖与胰腺端端吻合、胰管结扎、胰管栓塞、全胰切除等，但各有利弊，目前常用的胰肠吻合方法有：胰腺空肠端端套入式吻合法、胰管空肠黏膜四点吻合法、胰腺空肠端端套入捆绑术等，下文作简要描述。

①胰腺空肠端端套入式吻合法：远侧空肠端开放，先在距空肠断端2～3cm 处行空肠后壁浆肌层和胰腺后壁间断缝合，然后行空肠后壁全层与胰腺断端的间断缝合；距吻合口 20cm 处引出胰管支架管，并妥善固定；空肠前壁全层与胰腺前壁间断内翻缝合；距吻合口 2cm 将空肠浆肌层和胰腺前壁缝合两针，将胰腺套入空肠内，结扎缝合；前壁浆肌层胰腺间断缝合。该方法相对简单，但在胰腺实质柔软，胰管细小无法找到时比较困难，易发生胰漏。

②胰管空肠黏膜四点吻合法：中国医学科学院肿瘤医院的经验：远端空肠端关闭，距空肠断端 3～4cm 处，空肠后壁刺穿一小孔，与胰管孔径相当，经该孔将支架管通过空肠腔内约 20cm 后穿出肠壁，妥善固定。空肠后壁浆肌层与胰腺后壁间断缝合 6～8 针，暂不打结；用 5-0 血管缝

合线将胰管和空肠黏膜间断等距离缝合 4 针,暂不打结;将空肠后壁浆肌层与胰腺后壁间断缝合的 6～8 针收紧打结,然后将胰管和空肠黏膜间断等距离缝合的 4 针收紧打结;空肠前壁浆肌层与胰腺前壁间断缝合;确保空肠壁将胰腺断端完全包埋。该方法从理论上讲最符合生理吻合,但技术要求高,在胰管不扩张或无法找到时,无法进行。

　　③胰腺空肠端端套入捆绑术:胰腺断端游离 3cm,断面严密止血,胰管开口处外翻缝合 3 针于胰腺断面处;于胰腺断面的远侧上下缘各缝合 1 针,结扎后再做一个空结,形成一个小圆圈备用。近一条终末动脉处断空肠,距此断端 3cm 处用肠钳夹住空肠,用苯酚棉球伸入空肠内破坏黏膜使其丧失分泌功能,再用酒精和盐水冲洗。撤去肠钳,于空肠后壁和胰腺断端做一褥式缝合,暂不结扎备用;距空肠断端 10cm 戳一孔,将一细的输液管送入经空肠断端引出;用一缝线穿过预留在胰腺断端上的两个小圆圈,并妥善固定在距输液管断端 5cm 处。将胰腺和空肠断端靠拢,结扎预留的褥式缝线,胰腺断端开始进入空肠;向外牵拉输液管,将胰腺断端完全拉入空肠约 3cm。用无损伤缝合线将空肠断端固定在胰腺上、下、外侧缘 3 针。近空肠断端两组血管间隙处戳孔,穿过一"0"号可吸收线,环绕空肠结扎,结扎的力度以结扎线圈内可伸入一小号血管钳尖,或结扎线处空肠壁凹陷 1～2mm 为准。该吻合方法的优点:套入的胰腺残端更多,并在套入后将肠壁全周捆绑在胰腺上,将空肠的浆肌鞘套入胰腺的残端,阻止胰液和肠内容物的外流;仅空肠黏膜层与胰腺缝合,避免损害肌层和浆膜层;包盖胰腺的空肠黏膜的破坏,避免了黏膜的分泌;对胰腺质地脆弱、纤维化轻、胰管不扩张、胰液分泌量大者更适用。

　　2)胆肠吻合术:距胰肠吻合口 10cm 左右行胆肠端侧吻合。相当于胆管口径大小切开空肠,切去多余的黏膜。后壁可一层全层缝合,前壁全层内翻缝合或直接间断缝合,然后浆肌层缝合。对胆总管扩张明显者,也可采用 18mm 吻合器行胆肠吻合。对胆总管粗大,吻合满意者,可不放胆肠支架管,如胆总管扩张不明显,吻合不确切者,应放置内支架管,以防术后的胆瘘。

3)胃肠端侧吻合或胃肠 Roux-en-Y 吻合:距胆肠吻合口远侧约 30cm 处行胃肠吻合,关闭系膜孔,严密止血,冲洗、清点敷料器械无误后,放置引流管,按层关腹。

4)胰肠吻合、胆肠吻合、胃肠吻合的顺序。

(2)Whipple 法

1)胆肠吻合:基本同 child 吻合法。

2)胰肠吻合:胰肠端侧吻合,距胆肠吻合口 10cm 行胰肠吻合。

①胰管空肠端侧吻合法:于空肠系膜缘的对侧切开浆肌层,并沿黏膜下层分离出相当于胰腺断端的范围。行胰腺断面后壁和空肠后壁浆肌层间断缝合,在胰管相对应的肠黏膜切开一与胰管口径相当的小口,行胰管空肠黏膜吻合,一般缝合 6 针;将胰管支架管送入空肠,行胰腺断面前壁和空肠前壁浆肌层间断缝合。

②胰管空肠内移植法:胰管内先置入一支架管并妥善固定。按胰管空肠端侧吻合法处理空肠壁,并行胰腺断面后壁和空肠后壁浆肌层间断缝合;将胰管支架管移植于空肠内,行胰腺断面前壁和空肠前壁浆肌层间断缝合。

3)胃肠吻合:距胰肠吻合口 30cm 处行胃肠吻合,方法上基本上同 Child 法。

4)胆肠、胰肠、胃肠吻合顺序图。

5.胰十二指肠切除术的有关注意事项及步骤要点

(1)游离肠系膜上 V:在游离十二指肠时,尽量多地游离出十二指肠水平部,于水平部前方可非常容易地发现跨越十二指肠水平部的肠系膜上 V,胰腺下缘处的肠系膜上 V 多有 1～3 支细小的分支进入胰腺钩突,应予以结扎、切断,须动作轻柔,避免暴力。不慎致肠系膜上 V 破损出血时,宜用小纱布条轻轻填塞,待胰腺离断后再行修补术。

(2)游离空肠近端:距 Treiz 韧带 10～15cm 处断空肠,近端关闭,远端依术者的胰肠吻合习惯关闭或暂时关闭。游离出近端空肠,结扎空肠动脉的第一或(和)第二分支,注意远侧空肠断端的血运。将游离的近端空肠从肠系膜上静脉的左侧,经肠系膜上 V 后牵拉至静脉的右侧。

(3)切断胃:胃切除的多寡依患者的年龄和术者的习惯而定,一般为 1/3～1/2。

(4)切断胰腺:胰腺的离断位置取决于肿瘤的部位和大小,要确保无瘤的原则,多在肠系膜上 V 左侧缘≥3cm 处切断胰腺。为避免切断胰腺时出血,近胰头侧用大圆针 7 号线贯穿缝扎或用 7 号线捆扎,远端胰腺用小圆针细丝线于胰腺的上、下、前方缝扎,必须避免缝扎住位于胰腺断面中央偏后的主胰管。

(5)切断胆总管或肝管:切除的多寡依肿瘤的位置、切缘无癌残留、是否切除胆囊等而定,可在胆总管或肝总管处予以切断,多主张在肝总管下端切断胆管,远端结扎,近端备吻合之用。多数学者建议同时切除胆囊,也有学者主张予以保留,但如果胆囊大,影响视野时,也可考虑先行胆囊切除,多采用逆行法切除胆囊,以便于标本的整块切除。

(6)切除或切断胰腺钩突:肠系膜上 V 与钩突之间有疏松结缔组织间隙和数支引流钩突的细小 V,在肿瘤未侵犯血管时,可分别结扎小静脉,将钩突从肠系膜上 V 上完整剥离开,对钩突大、完全包绕肠系膜上 V 者,可用左手食指放在钩突后面、拇指放在钩突前面,掐住钩突,于肠系膜上 V 的右侧,离断、结扎钩突组织,断面最好予以缝扎,避免术后出血和小胰管形成的局部胰液渗漏。对肿瘤局部侵犯肠系膜上 V 者,可部分切除肠系膜上 V 血管壁,予以修补。

(7)完整切除标本后,先严密止血、冲洗,证实确无出血后再行消化道重建。

(8)胆道、胰腺血供在吻合口愈合中的重要性:Terblanche 研究认为胆道的血供为胆肠吻合失败的重要因素,在其之前,胆总管的血供一直被认为由两条沿胆总管纵向走行于内侧和外侧的动脉供应——当时称该两条血管为 3 点及 9 点动脉,而 Terblanche 对胆总管血供的细致观察发现,胆道的供血动脉均源自腹腔 A 或肠系膜上 A 的分支,大多数发自肝右或肝总 A,且胆总管远端血供仅占正常血供的 60％,此处血供相对较差,易致残端胆管切缘相对缺血,一旦在此处行胆道吻合极易使吻合愈合不佳导致胆瘘或者胆道狭窄。因此目前多主张选在胆管的高位如肝总管的上段离断胆管,同时术中尽可能减少对残留胆管的游离,尽可能避免破坏胆管周围并行的血运或纵向的供血动脉,禁忌在胆管中下 1/3 处吻合。与胆管血供相似,胰腺的血供来自其近端、远端 A 弓组成的纵形血管,胰体和胰颈的血供大多数来自于胰背 A,因胰背 A 在解剖位置上较易变异,加之行胰十二指肠切除时,将破坏胰头部的血供,有时不可避免地损伤胰背 A,故胰颈部很可能会成为相对血供不良的区域,无论采取何种手段、各种专用的吻合技术,一旦缺血的胰颈部用于吻合,都将致使吻合失败。M.D.Anderson 中心的经验值得借鉴,如:术中采用手术刀断离胰腺,用缝线止血,不采用电刀烧灼胰腺切面来控制出血,烧灼易造成胰管的损伤;在横断胰颈时应全面检查胰面的出血程度,如切缘的出血丰富,甚至呈搏动性出血者将非常有利于吻合口的愈合,如果切缘的出血稍少甚至没有时,可再游离胰腺残端 1～2cm,在门 V 左侧壁修剪切除或横断胰腺,该方法几乎都会使胰腺残端的出血增加。该中心应用上述技术,加上放大镜下对胰管-黏膜双层吻合重建,2 年来超过 100 例胰十二指肠切除术患者胰瘘的发生率低于 2％。

(9)胆肠、胰肠吻合支架的作用:如果胆管的直径较宽,一般胆肠吻合口不必放置支架,术中放置 T 管引流相比于细心的胆肠吻合重建并无明显的优势,T 管的应用有可能成为术后并发症的来源之一。但如果肝管十分细小,利用一根如 5 号 French 儿童鼻饲管之类的支架由空肠逆行通过吻合口置入肝管,并可通过 Witzel 造瘘管由空肠袢引出体外,支架的置入,有助于保证吻合部位的通畅,也可对吻合口以上的胆管起术后减压的作用。胰管直径一般只有 1～3mm,切面上多呈偏心状,胰管-黏膜吻合时当胰管直径大于 3mm 时,可不放置支架,但对于极细的胰管,如直径≤2mm,不同的外科医生采用不同的技术来支撑吻合口,旨在使质脆的胰管与空肠黏膜吻合时保持开放,确保缝合时胰管管腔没有被缝闭,保证胰管-黏膜吻合口在愈合过程中的通畅及连续,如支架引出体外,可在出现吻合口瘘时起引流胰液的作用。最简单的途径为采用不可移动更换的支架,如取 16 号 French 血管导管尖穿过吻合口的缝合部位,该支架最终将从吻合口进入小肠随大便排出体外;较为复杂的可更换支架如经空肠下端侧缘做一穿刺孔,在行胰管-黏膜吻合前,由空肠穿刺孔做 Witzel 造瘘后,将支架(5 号 Frecnch 儿童鼻饲管)经空肠切口置入吻合口,另一端通过 Witzel 造瘘管由空肠祥引出体外。须指出,支架本身也存在缺点,包括:支架一旦功能失常将导致支架内腔堵塞;支架本身也有可能为胰瘘或肠瘘的来源;且有蚀侵邻近组织、移位、拔除时折断等潜在并发症的可能性。

(10)胆肠、胰肠吻合有关技术:

1)胆肠吻合技术:肝管空肠吻合技术较胰肠吻合的变化相对少得多,精确的缝合技术可提高吻合的效果。应用单根可吸收细线行胆管-空肠黏膜缝合,被认为是最易施行的单层缝合技术;双针缝线及 2.5 倍放大镜的应用更有助于精细缝合;当胆管细小时,缝合应格外细心,尽量减少扭撕缝针以减轻对胆管的损伤;针孔也是潜在胆瘘的因素;在吻合口打结时,线结应牢固可靠,但不宜过紧以免缝线切割胆管引起胆瘘;在关腹时,可在胆肠吻合口后置一根闭式引流管等,以上细节为预防胆瘘的方法。Anderson 中心统计数据:胆瘘的发生率低于 1%。

2)胰肠吻合技术:用外科技术将胰腺残端与消化道吻合重建,将胰液重新引流入胃肠道,是胰十二指肠切除术后处理胰腺残端最符合"生理"的方式。

①套入法:胰腺切缘的直径大约和空肠腔的直径相当,而胰管的直径细小得多,一般很少超过 5mm,将胰腺残端全部套入空肠腔内的术式为"套入式吻合",即将胰腺的切缘套入肠腔内。该术式极少甚至根本不必将胰管与空肠黏膜相缝合固定,将 2~4cm 的胰腺残端套入空肠

的同时,其包膜也缝合固定于空肠上。套入式胰肠吻合重建术的优点:操作技术相对简单,避免了处理细小、质脆的胰管。当胰腺相对较大而空肠相对较小时,可应用胰高血糖素促进小肠平滑肌舒张,从而可以顺利完成端端套入式吻合,当两者直径相差太大以至不能完成端端吻合时,胰腺断端可与空肠侧边嵌入吻合而几乎不影响吻合的功效。胰腺包膜与空肠之间的缝合相对于胰管和胰腺实质的缝合要简化很多。

　　Johns Hopkins 医院的经验:胰腺重建都是胰腺残端与穿过位于结肠中 A 右面的结肠系膜裂孔近侧空肠端端吻合或端侧吻合,为理想的吻合,胰腺残端需游离 2～4cm,胰空肠吻合需两层缝合,外层是胰腺包膜与空肠浆膜层,以丝线做间断缝合,内层以可吸收线连续缝合(也可间断缝合)胰腺残端与空肠全层,如有可能,内层最好能穿过胰管,以使其牵开,保持通畅,吻合完成后,胰腺残端能较好地套入空肠。

　　套入式胰空肠吻合术存在的问题:预定将 2～4cm 的胰腺残端套入空肠,就必须游离胰腺残端并超过这一距离,对胰腺上、下缘的游离相对较简易,而胰腺后壁游离较为困难,胰腺后壁与周围组织粘连紧密,其间发出小的分支汇入脾 V,将胰腺与脾 V 游离且分离出小的供血分支难度大,时间长,一旦并发出血较难控制;套入式胰肠吻合重建术后胰瘘的发生率为 15％～20％,尽管采用双层吻合技术也较难降低胰瘘的发生率。

　　②胰管-空肠黏膜吻合技术:将胰管与空肠黏膜直接缝合重建,为另一种胰空肠吻合技术,通常采用单根可吸收线进行缝合,但间断缝合可使缝线的布置更加精确,其应用范围更加广泛,特别适用于胰管细小的病例。在缝合质脆的胰腺组织时,轻柔的操作和准确的缝合将得到较为满意的术后效果。在完成胰腺导管与空肠黏膜层缝合后,大多数情况下,还应在空肠浆肌层与胰腺包膜之间再行第二层缝合,可进一步加固和减轻胰管吻合部的张力。

　　胰管-黏膜吻合避免了胰腺残端的广泛游离,且总体吻合口瘘发生率低于套入式吻合术,但该术式较套入式吻合术的技术要求更高,手术所需的时间更长,针对胰管细小的患者在缝线的布置和在质脆胰腺组织的打结等方面均需要熟练的技术。

3)胰十二指肠切除术后需 3 个不同的吻合重建,包括胆管、胰腺、胃的吻合。为了最大限度地减少术后并发症,对在一根空肠祥上行以上吻合许多医生持反对意见,可行 Roux-en-Y 吻合将一个吻合与其他两个分开。在胰十二指肠切除术后胆肠吻合中最令人关注的是如何避免食物及胃液反流入肝脏,为此建议将胆肠吻合与胃肠吻合安置在不同的 Roux-en-Y 祥上。但将两吻合口安置在同一肠祥上较为简便,仍不少医生应用,但一般要求:将肝管空肠吻合置入胃空肠吻合以上至少 45cm。

6.胰腺癌的局域淋巴结清扫 胰腺癌淋巴结转移率和转移淋巴结的解剖分类目前可参考的文献资料有限,已公开发表的能精确描述各期病例淋巴结转移情况的资料更为罕见,大多数研究都是针对局部进展期和/或已有转移的胰腺癌患者,至今尚很难揭示局限性、有切除可能患者的不同淋巴结解剖站别中淋巴结受累的频率,以下资料可供参考。

(1)局域淋巴结清扫的作用:Johns Hopkins 大学对淋巴结阴性和阳性胰头癌患者行胰十二指肠切除术后生存率统计结果:淋巴结阳性者 5 年生存率仅占 3%,明显低于淋巴结阴性者(P=0.0018);MSKCC 中心于 1983-1994 年对 236 例胰腺癌行胰十二指肠切除术,淋巴结阳性者 5 年生存率仅占 5%(仅 7 例,该 7 例中 4 例后来仍然死于胰腺癌转移,有 3 例,约占 2%长期存活),也明显低于淋巴结阴性者的 13%,因此,区域淋巴结转移是胰腺癌重要的预后因素,切除转移淋巴结是胰腺癌手术的重要内容和不可缺少的环节之一。

(2)扩大淋巴结清扫术的作用评估:Cubilla 等对 22 例胰腺癌切除标本病理学研究论文已被较多的文献引用,是胰腺癌区域切除术的重要肿瘤学基础,该研究早期定义区域胰腺癌切除术为:标准胰十二指肠切除术+肠系膜上动、静脉及邻近软组织切除。研究结果:区域性淋巴结清扫术可以发现传统的标准胰十二指肠切除范围以外的转移淋巴结,比例约占 1/3。因该研究并没有统计该 1/3 的患者是单纯淋巴结转移,还是合并有内脏转移,众所周知一旦合并内脏广泛转移,即使广泛清扫淋巴结并无实际意义,故 Cubilla 的研究并不能完全正确评估扩大淋巴结清扫术的作用。对于是否需做扩大淋巴结清扫术以及扩大淋巴结清扫术的治疗效果至今未达成共识,医疗界争论激烈。

1)非随机性回顾性研究:MSKCC 的 Fortenr 医生于 1984 年报道了 35 例接受区域性胰腺癌切除者,手术病死率高达 23%,术后无 5 年生存者,其观点:即使进行最积极、最彻底的外科手术也很难延长生存期,胰腺癌中只有单独淋巴结转移而无腹内脏器转移的病例极为少见,不支持扩大淋巴结清扫能带来患者的真正受益;20 世纪 80 年代晚期和 90 年代早期美国国立癌症研究所区域性胰腺癌切除术的手术死亡率 20%,3 年生存率仅 10%。MSKCC 接受区域性胰腺切除患者的中位生存期 22 个月,标准胰十二指肠切除术的中位生存期 18 个月,两者无统计学意义。综上所述,区域性胰腺切除在美国不受欢迎,即使有,也仅在少数医疗中心开展。

2)前瞻性随机研究:意大利多中心淋巴结清扫协作组和 Johns Hopkins 大学进行了接受标准和扩大淋巴结清扫的随机Ⅲ期研究,初步结论:胰腺癌患者只有在淋巴结扩大清扫后其范围内的淋巴结有转移(病理证实),并且肿瘤完整切除,无癌残留,无内脏转移的前提下,扩大淋巴结清扫术可能获得生存的益处。

根据上述研究,扩大性淋巴结清扫术仅部分胰腺癌患者受益,术者应掌握适应证,权衡利弊,谨慎采用。

7.胰腺癌切除前细胞学诊断问题   根据我国的医疗氛围,术前细胞学诊断是减少医疗纠纷,防范医疗事故的重要手段之一。

中国医学科学院肿瘤医院术中取得细胞学诊断的经验值得借鉴,具体做法:将胰头十二指肠掀起后,左手拇指和食指轻轻捏住肿瘤质地最硬处,用皮试针刺入肿瘤体内,往往有刺入硬橡皮样感觉,针头和针管能在瘤体内"站住";在针管为真空状态下转动,针头,在同一穿刺点多次、多方向点穿刺可疑部位,拔除针头后,局部轻轻加压即可止血;一般穿刺6~8针,快速送检。

细胞学诊断结果阳性可以明确胰腺癌诊断,但必须强调:阴性不可以排除诊断,对细胞学阴性,而临床高度怀疑恶性患者,需进一步重复检查或与家属协商,以决定进一步诊治方案。切取活检或粗针穿刺组织学诊断目前临床上基本放弃,有效地避免了出血和胰瘘。

8.胰十二指肠切除术常见并发症和防治　胰十二指肠切除术是腹部外科最复杂的手术之一,这一手术全过程一般需要4~6小时,术中均有不同程度的出血,近20~30年来,随着医院规模的扩大、胰腺外科手术专业组的建立、外科医生经验的不断积累、人们对胰腺癌认识的不断深入和胰腺癌的早期发现等,胰十二指肠切除术的水平提高较快,围手术期病死率显著下降,一些规模较大的外科医疗中心均报道低于5%,相应地使得胰腺癌的术后远期生存率明显提高(5年生存率20%~30%)。而此之前,该手术围手术期死亡率为20%~30%,而且胰腺癌行胰十二指肠切除术后的5年生存率不足5%,以至于当时一些权威的外科医生都对是否该施行手术提出异议,甚至有一些医疗中心支持对壶腹周围恶性肿瘤行姑息的短路手术而不主张切除肿瘤。

尽管目前围手术期死亡率已有所降低,但该手术依然存在明显的围手术期并发症,一些大宗病例报道统计约接近一半的患者术后至少出现一种以上的并发症,除常见的切口感染、出血、心肌梗死、肺炎、脑血管意外、胃排空延迟、肝肾功能衰竭等并发症外,胆、胰瘘等占并发症的50%左右。

(1)胰瘘:胰漏和胰瘘在文献上区别不大,一般认为胰瘘指术后发生胰漏后经过较长时间形成的瘘。胰漏指术后短期内发生的胰漏,即胰液从破损的胰管漏出,缓慢小量的胰漏能被周围组织包裹而形成假性囊肿;大量、短期的胰漏,胰液流入腹腔可形成胰性腹水;胰漏经过缓慢长期的过程形成瘘管,则称为胰瘘。临床上有意义的胰瘘指吻合口

（胰肠）瘘，其危害：被肠液、胆液激活的胰酶流入腹腔，腐蚀、消化周围组织，引起严重的腹腔感染、大出血、肠漏等致命并发症，可危及生命。综合文献报道，胰瘘发生率 5％～25％，个别文献报道高达 45％，国际上最大的胰腺外科中心约翰霍普金氏医院和麻省总院的发生率为 14％和 9.2％。

1) 胰瘘的诊断标准：目前尚无统一的胰瘘诊断标准。概括如下：①凡术后 7 天仍引流出含淀粉酶的液体者；②Johns Hopkins 标准：腹腔引流液中胰酶的含量大于血清值的 3 倍，每日引流量大于 50ml；③术后 3 天以后引流出淀粉酶大于正常血清淀粉酶 3 倍以上的引流液，引流量大于 50ml 者，或经影像学检查证实者；④引流液淀粉酶大于 1000U/L；⑤引流液淀粉酶大于 2000U/L 者。标准不同，有待于进一步规范。

2) 胰瘘发生原因：①胰腺残端与空肠吻合不严密或太紧密（缝合针距太稀疏或太紧密、线结结扎不牢、缝线撕脱）等吻合技术掌握欠佳；②吻合口处张力过大，致吻合口裂开或空肠残端血运障碍而发生坏死、穿孔；③胰腺断端血运不佳；④贫血、低蛋白血症影响吻合口的愈合；⑤胰腺空肠吻合处感染；⑥胰液内胰酶被激活腐蚀吻合口组织；⑦胰管支架管脱落；⑧引流管放置不当；⑨术中大出血和手术时间长等；⑩宿主方面如患者的年龄、性别、伴发疾病（糖尿病等）、伴发黄疸的程度等；⑪胰腺的背景：胰腺的质地、纤维化的程度、胰管的口径、胰腺的分泌量等。

3) 胰瘘的处理方法：①改进手术技术（如前述）；②纠正伴发疾病如糖尿病、低蛋白血症、贫血等；③持续低负压吸引，充分引流，必要时扩大引流术，充分引流是减少由胰瘘造成进一步损害的先决条件；④补充营养及维生素，维持水、电解质、酸碱平衡在胰瘘的治疗中占有重要的地位，每日损失的大量胰液含有丰富的 Na^+、K^+、$NaHCO_3$ 和蛋白质等，需及时补充，营养支持标准：热量（Q）124～145kJ/(kg・d)，氮（N）：0.2～0.3g/(kg・d)，热量与氮的比值 Q/N 为 413～620kJ/(kg・d)比 1g/(kg・d)；⑤引流量持续不减，可作空肠造口，不仅可以将引流的胰液经空肠造口管输回,也可作为灌注要素饮食用;⑥瘘管周围的皮肤应保持干燥或涂以凡士林,以防止皮肤糜烂;⑦必要时禁食,采用全静脉内营养,以补充营养、水分和电解质,由于不经口服,尚可减少胰液的分泌,促进瘘管的愈合;⑧生长抑素:在胰腺外科中,对生长抑素奥曲肽的应用能否防止胰瘘的形成还存在争议,欧洲有些前瞻性研究发现奥曲肽治疗组的术后胰瘘发生率低于对照组,近年来该研究备受质疑,目前美国胰腺外科中心已开展了前瞻性随机对照研究,以评估奥曲肽在预防吻合口瘘的作用,结论:术后奥曲肽的应用对阻止术后胰瘘的发生并无作用,并且该药价格相对昂贵,皮下注射也增加了患者的痛苦,因此就 M.D.Anderson 的经验,对胰十二指肠切除术后患者并不主张常规应用奥曲肽;但必须承认:奥曲肽虽不能解决胰瘘,但它确实可减少胰液的分泌和促进瘘管的愈合,术后应用了 3～7 天奥曲肽也是有理论依据的;⑨抗生素的应用限定于确认感染伴有临床感染症状的患者;⑩放射治疗:赵平等应用 4MV 直线加速器照射胰腺,每日 400cGy,连续 5天,胰腺分泌可以停止,用来治疗胰漏,停止照射后数周,胰腺分泌功能可恢复;⑪手术治疗:胰漏持续 3 个月以上,引流量无减少趋势者;引流不畅、反复感染、发热,尤其是发现较大脓腔者;腹腔大出血;胰管断端瘢痕形成导致梗阻性胰腺炎并伴发疼痛者;手术方式有胰瘘窦道切除术、胰瘘窦道移植术、切除包括胰漏在内的远侧胰腺、胰瘘的内镜治疗等。

(2)胆瘘:胆瘘的发生率一般在 10%以下,较胰瘘发生率低。主要原因:吻合技术因素,非扩张胆管吻合后未放置支架管;吻合口有张力,吻合端供血不佳等。主要表现为术后,拔除 T 管或支架管后逐渐或突然出现的腹痛、腹膜炎症状,伴有发热、黄疸、恶心、呕吐、腹胀、肠麻痹等,引流出较多的含胆汁的液体(往往发生于术后 5～7 天,自引流口流出大量胆汁,每日数百毫升至 1000ml 不等),只要术后引流管内有黄色内容物出现,及时测定胆红素含量和酸碱度易于诊断,B 超、诊断性腹穿、胃镜、口服美蓝后经引流管引出蓝染液体等可协助诊断。处理:术后后期胆瘘多属低流量漏,只要远端流出道保持引流通畅,待局部粘连形成可愈合;临床表现重者可采用右侧卧位或半卧位,禁食、胃肠减压、充分引流、减少经瘘口肠液流出量、加强支持治疗、合理应用抗生素等一般处理;依据引流量的多少、病情的轻重,选择手术治疗或保守治疗;如术后早期发生高流量胆瘘应及时再手术并放置 T 型管引流;在胆瘘发生期间应注意维持水和电解质平衡,有低钠时可输入高渗盐水和碳酸氢钠;当胰瘘发生时应警惕继发胆瘘形成,及时发现、及时处理。

(3)功能性胃排空延迟(FDGE):胃腺由各种不同功能的细胞组成。主细胞分泌胃蛋白酶;壁细胞分泌盐酸和抗贫血因子;粘液细胞分泌碱性粘液,有保护黏膜和对抗胃酸腐蚀作用;G 细胞分泌胃泌素,有营养消化道黏膜作用,防止胃黏膜萎缩;胃底和胃体由主细胞、壁细胞、粘液细胞组成,胃底部尚有功能不明的嗜银细胞,而胃窦部含粘液细胞,且含 G 细胞。胃的神经:包括交感 N 与副交感 N,前者作用是抑制,后者则促进胃的分泌和运动功能。交感 N 来自腹腔 N 丛,副交感 N 即为左右迷走 N,左迷走 N 在贲门前分出肝支和胃前支(latarjet 前 N),右迷走 N 在贲门后分出腹腔支和胃后支(Latarjet 后 N),迷走 N 的胃前支、后支都沿胃小弯行走,分别发出分支与胃 A、V 分支伴行,分别进入胃的前后壁,最后形成终支,在距幽门 5～7cm 处进入胃窦,形成鸦爪,可作为胃迷走 N 切断术的标志。迷走 N 兴奋,释放乙酰胆碱,在胃底直接刺激壁细胞分泌胃酸,主细胞分泌胃蛋白酶,在胃窦部则引起 G 细胞释放胃泌素,胃泌素又可引起壁细胞分泌胃酸,乙酰胆碱和胃泌素二者间有蓄积的兴奋作用,此外组织胺亦可刺激胃酸的分泌。胃迷走 N 切断术能治疗十二指肠溃疡的机理:切断迷走 N,消除了神经性胃酸的分泌,也就从根本上消除了导致十二指肠溃疡发生的主要原因;消除了迷走 N 引起的胃泌素的分泌,从而减少体液性胃酸的分泌。切除全部胃窦,大大地减少了胃泌素的释放,丧失了胃泌素营养消化道黏膜的作用,导致胃黏膜容易发生萎缩,同时丧失了幽门括约肌的功能,以导致术后胆汁返流。十二指肠是钙、铁等离子的吸收点,是胃、胆、小肠正常运动和分泌的起搏点,是肠-胰轴保证胰岛素正常释放的关键部位。

胃瘫又名胃肠功能停滞综合征、胃排空延迟(障碍)综合征、术后胃无力征、术后胃瘫综合征等。

1)胃瘫的诊断标准:目前尚无统一的标准,常用的标准有:①经一项或多项检查证实胃流出道无梗阻;胃引流量>800ml/d,>10 天;无明显的水、电解质及酸碱平衡异常;无致胃乏力的基础疾病,如糖尿病、结缔组织病等;未使用平滑肌收缩药物。②腹部手术后,进食出现腹胀、反酸、恶心、呕吐,呕吐物为胃内容物;术后留置胃管>7 天,胃引流液>600ml/d,夹闭胃管后出现恶心、呕吐;经影像学或胃镜检查无胃流出道梗阻。③Yew 诊断标准:留置胃管≥7 天,拔除胃管后出现恶心、呕吐,不能进食。

2)可能发生的机制:①手术创伤大,通过各种途径刺激交感 N,使其活性增强,儿茶酚胺释放增加,迷走 N 抑制,尤其抑制胃肠 N 丛。②手术损伤迷走 N。③胃窦、幽门血运受损。④嗜银细胞内含有胃动力素,可使胃窦、上段十二指肠、小肠平滑肌收缩,激发胃 N 动力复合波,将小肠内容物传至结肠,嗜银细胞的减少或受损也是重要因素。⑤腹膜后干扰重、手术时间过长、胃小弯血管系膜切除过多或牵拉等干扰导致其功能受损等;全身因素:高龄、体弱、营养状况差、贫血、低蛋白血症等。

3)临床特点:胰十二指肠切除后发生率 23%～35%,保留幽门的胰十二指肠切除发生率可能更高。多发生在腹部手术、胃肠功能已恢复,并短暂进食后。每日经胃管引出大量胃液。多无明显的腹胀、腹痛等肠梗阻的症状与体征,可有少量的排气和排便。无需手术治疗。可持续很长时间,达 2～3 月,可在一突然时刻无明显原因(或莫名其妙)突然缓解。

4)处理措施:①置胃管,充分胃肠减压,加强营养、心理治疗或心理暗示治疗。②胃动力药物:胃复安、吗丁啉、红霉素的持续静脉滴入;Johns Hopkins 医院的经验是,无论是良性还是恶性肿瘤,其 PPPD(保留幽门的胰十二指肠切除术)术后胃排空延迟的发生率已降至约 15%，归功于手术经验的累积和常规使用红霉素。③胃黏膜保护药物的应用。④治疗基础性疾病和营养代谢的紊乱：如纠正贫血和低蛋白血症，治疗糖尿病，纠正水盐电解质和酸碱平衡紊乱等。⑤有学者建议胃镜检查，快速向胃内充气，使胃短期内膨胀，然后快速吸净胃内气体，如此反复数次，如无效，2～3 天后可重复，可帮助疾病的恢复。⑥如诊断明确，必须耐心保守治疗和等待，切忌草率手术。⑦必要时做胃或空肠造瘘术。

(4)出血：手术后大出血是胰十二指肠切除术后一种严重的并发症。术后 24 小时内出血与手术操作有关，称急性出血；24 小时以后的出血，多因胰瘘、腹腔脓肿、应激性溃疡所致延迟性出血；术后 3～4 周出血多系肠系膜上 V、胃左 A、胃十二指肠肠断端遭腐蚀所致。胃十二指肠 A 是胰十二指肠切除术时必须切断的重要 A，其断端结扎处与胰腺断端及胰空肠吻合处邻近，手术后因消化酶的作用，加之局部感染，可使该 A 的断端愈合不良或因结扎处发生坏死、破溃而易致腹腔内或胃肠道内大出血(胃十二指肠 A 残端破裂，可形成假性 A 瘤，穿破入肠道可引起胃肠道大出血)，行胰十二指肠切除对胃十二指肠 A 处理应予以极大的重视，胃十二指肠 A 的断端必须保留稍长一些，勿过分紧贴肝A，以丝线作双重结扎，并用大网膜将其妥善覆盖，凡遇有手术后大量出血再次手术止血时，应首先探查胃十二指肠 A 残端处。消化道出血多为应激性溃疡出血，多发生在手术后 3 天以上。

治疗：①保守治疗：如出血量不大，出血速度较慢，可在严密观察下快速扩容，保持有效的循环血容量；适合的止血药物；应激性溃疡出血可在胃镜下局部用药或应用钛夹钳夹止血；动脉造影可显示出血部位，进行栓塞止血等。②手术治疗：如出血量大，出血速度快且猛，保守治疗无效，应急诊手术。

(5)腹腔感染：发生率 4%～10%，多由于腹腔冲洗不充分、引流不畅(引流管的位置摆放不合理、体位引流不充分)、吻合口瘘(胰瘘、胆瘘、肠瘘等)、胃肠道黏膜细菌移位、无菌观念差的医源性污染、宿主体质弱、抗生素的应用不合理等所致。B超、CT可协助诊断。

处理:充分引流、减少经瘘口的肠液流出量(禁食、胃肠减压、抑制胃肠分泌的药物应用、必要时可造瘘或转流术)、加强支持对症治疗、合理有效的抗生素应用等。

(6)血管栓塞性并发症:1965年,Trausseau报道了肿瘤与血管栓塞性疾病的关系,提出了癌症病人的血液不论有无炎症,均易发生血栓的观点,后来人们将癌症病人发生的各种动、静脉血栓栓塞性疾病统称Trausseau综合征。临床工作中最严重的是深静脉血栓形成(DVT)和肺栓塞(PE)。

血管内皮损伤、血小板活化、凝血活性增高、抗凝血活性下降、纤溶活性下降、血流速度减慢等均为血管栓塞性并发症的发病因素。血液高凝状态的首位原因是恶性肿瘤,近60%的癌症病人并发血液高凝状态(又名血栓前状态),癌症患者血液高凝状态和血流速度减慢等是导致该综合征和癌症扩散和转移的重要原因。深部V血栓和肺栓塞病史、肥胖等亦是高危因素。

手术创伤、全麻是肿瘤患者围手术期发生Trausseau综合征的原因之一。大于40岁,腹腔肿瘤手术后Trausseau综合征的发生率约16.5%,其中深部静脉血栓发生率6%～90%,肺栓塞发生率4%～22%,恶性肿瘤术后栓塞性疾患的发生率尽管较高,但绝大多数为隐匿性,文献报道其中的81.6%～98.5%为隐匿性的,常不被人注意。

因深部V血栓和肺栓塞绝大多数是隐匿的,所以早期诊断困难,生前诊断率国外10%～30%,国内仅7.8%。敏感的特异性检查有:检测血小板激活的方法、检测血液凝固激活的方法、检测血栓形成伴有纤维溶解激活的方法、敏感性可达90%的静脉多普勒扫描、静脉造影和肺A造影等。

预防:血栓预防性措施适用于所有的高凝状态癌症患者,因为血栓前状态有利于血栓形成,使癌细胞逃避机械性损伤和免疫攻击,同时阻塞毛细血管,使癌细胞易于粘附、侵袭和转移。弹性袜(PCS)和充气的腓肠肌压迫器是预防深部静脉血栓形成有效的措施,可使深部 V 血栓的发生率降至 5.6%;对血栓前状态低分子量肝素可作为首选药物,使用简便、有效、副作用小,皮下注射肝素 5000U/12 小时加双下肢弹性袜,较单用皮下注射肝素效果好(肺栓塞的发生率 1.5%:4%,P<0.001);术后尽早嘱患者循序渐进地下床活动,术后即开始在陪护帮助下四肢被动活动和按摩是简便易行的方法;对肺栓塞发生可能性大的患者应尽早安装下腔 V 滤器等。

治疗:肺栓塞及时确诊、及时治疗者死亡率为 7%,否则高达 60%,且其中 33%的患者在发病后 1 小时内迅速死亡,故及时的诊断和有效的治疗是挽救生命的关键,积极的预防更是事半功倍的措施。除一般治疗外,可采用①抗凝治疗:肝素、法华令,波立维、拜阿斯匹林有抑制血小板聚集和抑制血栓形成的作用。②溶栓治疗:溶栓治疗的有效性和相对安全性已在急性心梗,肺栓塞和动静脉血栓的治疗中显示出来,常用的药物有:链激酶、尿激酶、组织型纤溶酶原激活剂等。溶栓治疗的指征:肿瘤已得到较好的控制;腹部静脉血栓形成在 1 周以内,血栓面积较大,导致血流动力学改变。③手术治疗:静脉切开取出栓子,尽早应用下腔 V 滤器等也为治疗的手段之一。

(8)其他:如伤口裂开、伤口感染、肺部感染、泌尿系感染、心脑血管意外、肠梗阻、肝肾功能衰竭等并发症,均需积极诊治。

二、保留幽门的胰十二指切除术(PPPD)

英国外科医生 Watson 给一位 Vater 壶腹部癌患者首次进行保留幽门的胰十二指肠切除术,并于 1944 年报道了该案例,标志着 PPPD 手术的开始。直到 1977 年 UCLA(美国加州大学)的 Traverso 和 Longmire 两位医生发表了他们对 2 例慢性胰腺炎患者施行该手术的经验,才引起人们的注意,并逐步推广应用,虽然他们最初的倾向是该手术只用于良性疾病的治疗,但实践证明和得到普遍公认:PPPD 可治愈恶性肿瘤。

PPPD 手术除了不进行胃部分切除外,其余的均与经典的 PD 以相同的方式进行。切除范围:胆囊、胆总管及其周围淋巴结,十二指肠大部、胰头以及部分胰颈、部分空肠,保留胃、幽门及幽门下 1.5~2cm 的十二指肠。UCLA 的经验:距幽门 2~3cm 处清扫其周围组织后用切割闭合器横断十二指肠,横断面通常在胃十二指肠动脉通过十二指肠后方的水平。行 PPPD 时,远端胃的大小弯淋巴结以及幽门前方淋巴结常规不予切除,实践证明胰腺癌患者上述淋巴结几乎不受侵犯,但因保留小部分十二指肠,可导致部分患者十二指肠切缘癌残留,局部晚期胰头癌病人可能已侵犯十二指肠,尤其是Ⅲ期或以上患者。为避免癌残留的出现,较大的十二指肠癌或胆总管下端癌,Ⅲ期或以上的胰头癌一般主张不宜采用 PPPD 手术。

PPPD 适应证:①慢性胰腺炎,特别是胰头部局限性慢性胰腺炎,伴有胰胆管开口部分狭窄,造成黄疸或剧痛等。②壶腹癌、乳头周围的十二指肠癌、胆管下端癌。③胰头部囊腺癌、恶性胰岛细胞瘤。④Ⅰ~Ⅱ期胰头癌。⑤特殊类型的胰头部良性病变,如巨大的胰岛细胞瘤或无功能性胰岛细胞瘤,或巨大的囊腺瘤、纤维肉瘤、血管瘤、淋巴瘤等。⑥胰头及十二指肠严重挫裂伤无法修复者。⑦胰头癌已不能作根治性切除,PPPD 可代替姑息性旁路手术,但需慎重。

PPPD、PD 术后并发症比较:PPPD 支持者认为因保留胃远端这一改进,使得倾倒综合征减少,体重增加良好,患者生活质量有所改善,而且手术时间缩短,而 PD 的支持者认为:PPPD 的上述优点尚缺乏可靠的大样本随机对比数据的支持,PD 为标准术式,随着医疗水平的提高,PD 手术安全可靠,尤其对恶性肿瘤患者而言,不担心十二指肠癌残留问题,而且胃排空延迟较 PPPD 减少。总之两者各自均有一定的局限性。

一般认为合并胃窦切除的 PD 术后较 PPPD 更易发生吻合口溃疡,根据 M.D.Anderson 肿瘤中心的经验,PD 术后常规给予抗酸药物至少

3 个月,发生吻合口溃疡罕见。

三、全胰切除术

早在 1944 年,Mayo Clinic 的 Priestley 医生就提出全胰腺十二指肠切除术治疗胰头癌可能长期存活的设想,并强调胰腺癌多中心发生的重要性,建议做全胰腺切除术,1954 年 Ross 首次报告了全胰腺切除治疗胰头癌并获得成功。经过多年的临床实践,虽然近年来国外一些大的医疗中心报道其手术死亡率已降到 2% 左右,并发症的发生率已降到 20% 左右,对 Ⅰ、Ⅱ 期胰腺癌的 5 年生存率也有报告比 Whipple 术要高,但是,至今全胰切除术治疗胰头癌仍然是一个有争议的手术。

全胰切除的适应证:

1.胰头癌已向体尾部浸润,或癌浸润界限不清,或切缘快速病理检查阳性。

2.高度怀疑体尾部有多中心病灶。

3.无法安全实施胰空肠吻合术的病例,如肥胖病人胰腺粗大且质地极脆,胰管细或找不到,胰空肠吻合术实在很难实施者。

4.术前有胰岛素依赖性糖尿病患者。

5.术后病人有条件管理好自己的糖尿病,如能胜任自行注射胰岛素,能自查血糖病人。

全胰切除范围:全胰切除的术前准备和手术过程大致与 Whipple 相同,切除的范围多包括:胃远端、十二指肠、空肠上端、全胰腺及胰周淋巴结、脾、胆总管及胆囊,然后将空肠与肝总管、空肠与胃作吻合以重建消化道。关键点:术后一定要密切注意病人的血糖、尿糖及酮体等变化,正确并及时调整胰岛素用量,特别是术后最初几天,静脉应用胰岛素的量可能很大,每 2～4g 糖即用 1u 胰岛素,有时部分病人用量可能更大,以后血糖会逐渐下降,用量将逐渐减少,再改为皮下注射。全胰切除术后,外分泌功能已丧失,因而要补充胰酶等帮助消化,终生使用,应注意病人的营养状态。

四、胰头癌的扩大切除术

胰十二指肠切除术一直以来是治疗胰头癌的一种主要术式,但手术切除率较低。尽管多年来世界各国同行一直在不断努力和探索,特别在外科方法及切除的范围等方面不断改进,以提高胰头癌的疗效,已经取得一定的进展,在世界范围内,手术死亡率在大型医院多数下降至5%以下,并发症也下降到 25% 左右,但长期生存率到目前仍未大幅度提高。

目前手术方法很多,名称杂乱,除标准的胰十二指肠切除术外,有扩大的胰十二指肠切除术、改良的胰十二指肠切除术、治愈性切除术、区域性胰切除术、经侧腹膜后的区域性胰切除术、区域性胰切除术和淋巴结清扫、根治性胰切除术、超根治性胰切除术、全胰切除术等,但各种术式有不同的切除范围,即使同一种名称、不同的医师实施也有各自侧重的切除范围。

Fortner 的区域性胰腺切除术:1973 年 Fortner 提出了区域性胰腺切除术,该手术强调很广泛地整块切除胰腺肿瘤及其周围组织。

(1)切除的范围:次全或全部的胰腺(脾)及其周围的软组织和淋巴结、胆囊和胆总管及其后方的淋巴结、十二指肠和上端空肠、部分胃及结肠系膜,并将肝总动脉、腹腔 A、肠系膜上 A 周围的软组织和淋巴结及部分腹膜后的软组织和淋巴结清除(称为 0 型)。

(2)Fortner 的区域性胰腺切除术分型:0 型:见上述。若肿瘤局部侵及门 V 时,一并将门 V 切除一段后修复称 I 型。如肿瘤巨大,还可以扩大根治的范围,切除腹腔 A 或者肝总 A 或者肠系膜上 A,进行血管重建或移植术,称 II 型。

(3)我国开展区域性胰腺切除术的现状:我国区域性胰腺切除术没有得到广泛的开展,主要原因:手术创伤大,技术要求高,疗效仍不理想,除大型医疗机构外,一般性医院受设备和医疗水平等因素的制约,不能开展此术式。中科院肿瘤医院提出以下观念值得关注:①对晚期已不能切净的Ⅳ期胰腺癌,行区域性切除也是徒劳的。②对Ⅱ、Ⅲ期,肉眼可以切净的胰腺癌患者应积极开展切除术;对经典的 Whipple 手术切除范围可能不够,应合理扩大切除范围,相当于 Fortener 0 型、Ⅰ型手术,有望提高根治率。③清除腹膜后组织要保留肠系膜上 A 左侧的神经丛以避免术后顽固性腹泻。

(4)联合血管切除与重建:胰腺癌侵犯血管是肿瘤具有较强侵袭能力的生物学特征,还是由肿瘤特异性位置所造成的? 美国 M.D. Anderson 肿瘤中心进行了标准胰十二指肠切除术和因血管受侵而行联合门 V-肠系膜上 V 切除的胰十二指肠切除术的临床对比研究,两组手术标本的肿瘤大小,淋巴结转移情况,肿瘤 DNA 非整体倍数分析均没有差异,且两组患者住院时间、围手术期并发症的发生率和病死率也无差别,研究结果:胰腺癌对门 V-肠系膜上 V 汇合部的侵犯不是肿瘤生物学侵袭强的表现,而是由肿瘤特殊的位置所造成的,生存情况的分析显示联合门 V 切除者的生存时间与不需要切除门 V 者相同。

1)胰头和钩突部肿瘤局部生长会侵犯周围的血管,最常见的是侵犯肠系膜上 V,伴有或不伴有门 V-肠系膜上 V 汇合部的侵犯。

2)门 V 由肠系膜上 V 和脾 V 在胰腺后方汇合而成,肠系膜下 V 多数情况下汇入脾 V,但有时汇入脾 V 与肠系膜上 V 的汇合部或直接汇入肠系膜上 V,最早汇入肠系膜上 V 的两支静脉是胃网膜右 V 和结肠中 V,在胰腺癌联合肠系膜上 V 切除时,这两支静脉必须结扎。

3)动态 CT 增强扫描是了解局部解剖关系的较好方法,如果 CT 检查显示静脉受到肿瘤的侵犯,临床发现约 84% 以上的患者需要联合切除 V。门 V-肠系膜上 V 可完整切除的 CT 表现:①没有胰腺外病灶;②肠系膜上 A 和腹腔干没有肿瘤侵犯,表现为上述 A 与肿瘤之间存在一层正常的脂肪层;③门 V-肠系膜上 V 汇合部未因肿瘤侵犯而闭塞。内镜超声(EUS)在诊断门 V 侵犯方面具有较高的敏感性和特异性,与 CT 相当,但 EUS 对侵犯肠系膜上 A 的诊断具有局限性,敏感性低于 20%,且因局限性视野,检查范围有限,CT 与之比较有一定的优势。有些医疗中心认为肠系膜血管造影是非常重要的影像学检查,通过肠系膜上 A 造影的静脉期影像可显示门 V-肠系膜上 V 受侵情况,但随着CT、MRI 的进展,已很少应用,但对于二期胰十二指肠切除的手术病例,术前肠系膜血管造影具有重要的作用,原因:一期手术的解剖分离和胆道引流均会造成门 V 周围的瘢痕化,会造成二期手术的门 V 系统医源性损伤,同时肠系膜血管造影可了解肝 A 的解剖变异,为手术提供更全面的资料。

4)术前详细的影像学检查和术中有经验外科医师的仔细全面探查,大多数需要做联合门 V-肠系膜上 V 切除的胰腺癌患者都能达到后腹膜切缘阴性,达到根治性疗效,使部分既往认为不可切除者得到根治的机会。

5)只切除肿瘤而忽略了受累的血管,必然存在切缘阳性,切缘阳性患者的生存期与接受非手术治疗(如姑息性引流、放化疗)疗效相当、疗效差。胰十二指肠切除与该术式联合肠系膜上 V 切除,手术死亡率与并发症发生率相近。

6)门 V-肠系膜上 V 汇合部及肝 A 受侵与肠系膜上 A、腹腔 A 受侵临床意义完全不同,后者被一层密集的自主 N 丛所包裹,如这两血管受侵犯,则表明肿瘤已沿 N 间隙广泛转移,获得阴性切缘的手术几乎不可能,即肠系膜上 A、腹腔 A 受侵为手术切除的禁忌证。胰腺癌容易侵犯门 V 和肠系膜上 V,还会侵犯邻近的 A,尤其是肝 A,特别是 15%～20%的患者存在肝 A 的解剖变异,起源于肠系膜上 A 的异位右肝 A,从胰头后或胰头的实质中通过,很容易受肿瘤的侵犯、包裹。小段肝固有 A 受侵包裹,可以节段性切除后做对端吻合,或者用自体反向的大隐V 植入重建肝 A,同样,如果没有肠系膜上 A、腹腔 A 侵犯,单独的肝总A,尤其是在胃十二指肠 A 的起始部侵犯,也可切除做对端吻合或自体反向的大隐 V 植入重建肝总 A,肝 A 及其分支侵犯并不一定伴随着腹膜后广泛侵犯,因此联合肝 A 切除还是能够获得阴性切缘的。但临床实践表明:除了联合切除门 V-肠系膜上 V 以外,还需要联合切除肝 A

患者,术后不存在生存时间的优势,可能与肿瘤侵犯肝 A 时已伴有肿瘤细胞较大范围的浸润有关;且手术时间长,达 10 小时以上,并发症高,如肝脓肿、肝功能衰竭、严重腹泻、动脉血栓、肠坏死等,多数学者持否定态度。用大隐 V 替代重建肝 A,缝合应采用外翻的方法,即由外里、里外的进针顺序,线结打在血管腔外,吻合针距一般保持在 1.5～2mm,否则吻合后由于动脉压力大而引起漏血,间断外翻吻合不易引起肝 A 狭窄,也可采用连续和间断外翻吻合法,即血管的后壁用连续外翻缝合,而前壁用间断缝合。

7)门 V-肠系膜上 V 受侵的切除范围取决于静脉侵犯的范围。肿瘤侵犯静脉壁小于 V 周长的 1/3 时,可作局部切除,用大隐 V 做补片修补 V;如果 V 受侵范围较大时,需要作 V 的节段性切除,可用自体颈内 V 作间置移植物重建 V,用自体颈内 V 移植物重建 V,可在短时间内重建完成并开放血流,同时能够保证重建后的肠系膜上 V 有足够长度和活动度,重建吻合口无张力;如 V 节段切除长度短,也可直接将血管的两端做对端吻合,日本学者提倡该术式,其优点:避免了切取自体 V 作移植物;缺点:吻合口张力过大;除自体 V 外,PTFE 材料的人造血管也可作间置移植物,但人造血管易发生感染和栓塞,而自体 V 移植后长期通畅率高,大隐 V 重建不如颈内 V,颈 V 的口径与门 V-肠系膜上 V 更匹配。

五、远端胰腺切除术

由于胰体尾癌解剖位置深在,胰腺左侧肿瘤的临床表现往往要比壶腹周围癌出现得迟,无典型的临床表现,早期很少造成胆道梗阻而出现黄疸,常规的影像学检查和肿瘤标记物检查尚缺乏特异性,加之医患的重视程度不够,绝大多数胰体、尾癌就诊时多属中晚期,预后极差,仅 8%～10% 的患者可以进行手术切除治疗,相对于胰头癌而言,胰休尾部肿瘤的切除率提高很慢。

1.禁忌证　①肿瘤超出胰体尾的范围、浸润周围脏器和组织、血管,不能整块切除,或伴发远隔脏器多发性转移、腹膜和/或网膜广泛转移、腹水者。②患者的一般状况和重要脏器功能差,不能耐受手术和麻醉打击者。③患者或家属不愿意接受手术治疗或不愿意承担手术风险者。

2.手术切除的范围和切除的程度　根据病灶位于胰腺体尾部的不同位置,胰腺的切缘距病灶的距离一般不应小于 3cm;胰体尾切除术的切缘应在肠系膜上 V 左缘处切断胰腺;依肿瘤的早晚和脾动静脉是否受侵以及术者的习惯决定是否切除脾脏;胰体尾周围的区域淋巴结、神经纤维和结缔组织的清扫术;区域受侵脏器的联合切除等。多选用背部垫高的平卧位,可选用中上腹正中切口,左侧旁正中切口,左侧经腹直肌切口,左中上腹纵切口加横切口,左侧肋缘下切口等。

3.术中注意事项　①探查和手术过程中应注意无瘤的原则,注意胰腺癌的多中心起源的可能,避免遗漏病灶。②在探查和游离过程中,手法需轻柔,避免损伤胃大弯侧血管弓、胃肠干,尤其要注意防止脾撕裂伤,一般小的撕裂,出血量不多时,可用小的干纱布按压出血处,先行处理其他部位,多可自行止血,如撕裂口大,出血量多,应先行脾门结扎将脾脏切除,以控制出血。③为确保切缘的无瘤,切缘应距肿瘤至少3cm,必要时术中快速冰冻,如切缘阳性,应补切胰腺。④胰腺近端尽量行鱼口状切口,并结扎主胰管,胰腺断端"8"字缝合,以预防术后胰瘘;对头侧胰管欠通畅或不通者,应行胰空肠吻合术,以保证胰腺外分泌与肠管间的通畅。⑤淋巴结的清扫一般要求达第一、第二站即可,不必清扫至第三站。⑥胰腺断端关闭不满意者,术后应放置引流管于胰腺断端处;对切除脾脏者,术后应每日监测血小板的变化,并于脾窝处放置引流管。⑦脾脏是人体重要的免疫器官,且为保护性血液过滤器官,切除脾脏后易出现凶险性感染,建议拟行手术的前两周常规应用肺炎双球菌、百日咳杆菌、脑膜炎双球菌疫苗,术前作充分的肠道准备,术前应该给予单次剂量的第二代头孢菌素等。

4.预后　远端胰腺切除术后的并发症是可以接受的,术后病死率往往低于 5%。大宗报道：切除率 8%～12%，不能切除者的中位生存期少于 6 个月，很少患者生存期超过 1 年，胰体尾癌术后的生存率报道不一，平均 5 年生存率在 10%左右。

六、胰腺癌围手术期的处理

重视围手术期的处理对降低手术死亡和并发症的发生有重大的意义。

1.术前的准备工作充分

(1)明确肿瘤的定性、定位和分期，作出可切除性的评估，制定详细的手术方案。

(2)充分了解患者的一般状况，积极纠正脏器的功能不全，对手术的风险作出正确评估。

(3)留置深静脉导管，充分进行肠内、外营养，改善营养和免疫状态，调节电解质紊乱以及酸碱平衡失调。

(4)术前进行短期的肠道准备工作。

(5)心理辅导，做好患者和家属的解释说明工作，取得其支持和配合。

2.术后处理

(1)进入 ICU，监测生命体征，控制补液速度和总量。

(2)处理酸碱、水、电解质平衡紊乱。

(3)正确使用广谱抗生素，必要时根据药敏及时调整或更换，并注意有无真菌感染的发生。

(4)抑酶、止酸治疗。

(5)加强肠内营养，纠正贫血和低蛋白血症。

(6)密切观察病情的变化，及时发现并发症并予以正确处理。

(7)保护各重要脏器的功能，防止 MODS 出现。

(8)监测血糖，控制血糖在 6～10mmol/L 之间等。

第九章 结直肠及肛门肿瘤

第一节 结直肠癌

根据 WHO 公布的数据,结直肠癌是全世界第 3 大死因,每年约有 94 万新发病例,年死亡 50 万人,发达国家发病率较高。近年来结直肠癌在我国发病率呈显著上升趋势,仅以上海市为例,20 年间发病人数增加了 2～3 倍,每年以 4.2% 的速度上升,年发病率为 17.2/10 万。列各种癌症的第 3(女)和第 4(男)位。特别是青壮年患结直肠癌的比例增加,40 岁以下患者约占 17%～20%,显著高于西方国家。直肠癌多于结肠癌,约占 67%。由于就诊时间普遍偏晚,近十年来,结直肠癌患者仍有半数治疗失败。

一、危险因素

多食牛羊肉及动物脂肪,高脂血症可能与结直肠癌发病有关。补充钙、硒和叶酸似乎有预防作用。关于纤维素的预防效果仍不肯定。β-胡萝卜素、维生素 A、维生素 C 均未证实有预防效果。阿司匹林及其他非甾体类抗炎药物(NSAID)有保护作用。近年来还证明含硫的 NSAID 和 COX-2 抑制剂可减缓大肠腺瘤的增长。西方观察到女性长期使用激素替代治疗,可显著降低大肠癌的死亡率,但增加患乳腺癌的风险。

结直肠腺瘤演变成癌已是确定的事实。75% 的结直肠癌属于偶发,25% 的患者有家族史,在易感家庭中,遗传结直肠癌危险主要是基因突变,约占全部结直肠癌的 5%～6%。现已查明,结直肠癌与 8 号染色体基因突变相关。

慢性溃疡性结肠炎患者发生结直肠癌的机会是普通人群的 30 倍,随着病程的迁延而危险性增加。克罗恩病发生癌变的机会和溃疡性结肠炎相似。

既往患结直肠癌者再患病的机会是普通人群的 3 倍,异时性结直肠癌的发生率约为 5%～8%。

二、病理

(一)大体形态分型

1.溃疡型　最常见,肿瘤向肠壁深层生长并向周围浸润,溃疡边缘隆起,底部凹陷,易致感染、出血,或穿透肠壁破裂至腹腔引起腹膜炎,或侵犯邻近器官或组织。此型多见于降结肠、乙状结肠及直肠。

2.菌伞型　体积较大肿块形成的肿瘤,向肠腔突出,生长较缓慢,常因坏死、溃烂而感染。多见于盲肠及升结肠。

3.缩窄型　沿结直肠周径生长,肿瘤内纤维组织成分较多,质地硬韧,易致肠腔狭窄。多见于左侧结肠。

4.浸润型　肿瘤沿黏膜下浸润生长,类似革袋样胃癌改变。此型多为印戒细胞癌或未分化癌。

(二)组织学分类

腺癌最常见,约占 90%以上。根据腺管结构、分化程度不同又分为高、中、低分化和未分化以及黏液腺癌。来源于肠上皮杯状细胞的印戒细胞癌,腺鳞癌和鳞状细胞癌。按肿瘤细胞异型性的程度和核分裂象多少,可分为Ⅰ～Ⅲ级。

三、临床表现

腹部隐痛、便血、大便习惯改变为常见症状。当病情进展,可出现食欲下降、体重减轻、恶心、呕吐、乏力、贫血、低热。出现腹部肿块。值得注意的是,除非病变已达晚期,否则以上症状不会全部出现。个体差异极大。大便频数、黏液血便和里急后重常为直肠癌的症状。如有臀部或骶尾部疼痛则提示为直肠癌晚期。结肠癌晚期则常有腹胀、腹水、锁骨上淋巴结肿大。有肝转移时可无症状,晚期出现肝大、黄疸和发热。

进展期大肠癌常发生肠梗阻,结肠脾曲是梗阻的好发部位。其次为降结肠和右侧结肠。直肠出现梗阻则多属晚期。结肠癌穿孔也偶可发生。梗阻和穿孔都提示预后不良。

四、诊断

为了提高疗效,唯有普查才能发现早期患者。目前仍以粪便隐血试验(FOBT)作为初筛应用最广。对年龄>40岁的人群应视为高危对象:①FOBT阳性;②一级亲属患大肠癌史;③本人有胃肠道癌或大肠息肉史;④慢性腹痛、腹泻或便秘、黏液血便史。对他们应进行结肠镜检查。根据大的普查报告 FOBT 阳性率为 1%～4%,阳性者中约 10%～20%是由于腺瘤性息肉,5%～10%是由于大肠癌。

对来院就诊的患者应详细询问病史,包括家族史、过去手术史。进行仔细的体格检查。注意腹部包块,如发现腹部包块,应详细记录其部位、大小、边界是否清楚、活动度如何、有无压痛。有无肠梗阻体征。对怀疑为直肠癌的患者,应作直肠指诊。记录肿瘤位置,距肛门的距离。肿瘤大小,占肠腔周径的几分之几,肿块活动度,与前列腺的关系。女性直肠前壁肿瘤还应行阴道检查,看有无阴道壁侵犯。老年人无腹部手术史,出现低位肠梗阻应高度怀疑为结肠癌。

其他辅助检查包括:

1.全结肠镜检查　能提供肿瘤部位、形态、占肠腔多大范围以及有无肠息肉等信息,活检能作出病理诊断。应当注意,有时病理报告为炎性坏死组织或报告为轻、中度不典型增生或良性腺瘤,不要轻易据此作出片面诊断。须知活检取样误差很大,而且癌的边缘部分可能存在癌前病变。应结合肠镜所见情况分析，必要时重复活检。如因技术原因肠镜未能达到盲肠，应重做或补充做钡灌肠检查。

2.影像学检查　常规胸部照片。受肠气干扰，除非肿瘤较大（如盲肠、升结肠癌），否则 B 超检查通常难以发现。但 B 超能观察肝有无转移，肠系膜及腹主动脉周围淋巴结有无肿大。有无尿路梗阻表现。无创且费用低廉，常作为首选。B 超容易识别直径＞2cm 的肝转移灶，＜1cm 时则较难发现。B 超检查的准确性与检查者的经验密切相关。直肠腔内 B 超（ERUS）观察直肠癌壁内侵犯深度，判断比较准确，对术前分期最有价值。T_1 和 T_3 肿瘤较易鉴别，但区别 T_2 和 T_3 则较为网难。直肠狭窄探头不能通过时则无法进行检查。ERUS 可显示骶前淋巴结是否肿大，但不能鉴别其为炎性反应抑或癌转移。

结肠癌患者行 CT 检查意义不大，但对直肠癌的术前评估有较大价值。能了解直肠癌向周围侵犯情况，邻近器官组织是否受累，系膜及腹主动脉周围淋巴结是否肿大。肝扫描能发现＞1cm 的转移灶，但如果病灶小仍可能遗漏。用 CT 作虚拟肠镜对不能接受肠镜检查的患者，是一种替代方法。但要求肠道清洁程度高，以免遗漏小的病变。MRI 对直肠癌的侵犯情况评估优于 CT。在患者因故不能行 CT 检查时可行 MRI。PET 或 PET-CT 是一种很好的诊断手段，可以鉴别良恶性病变。但费用昂贵，不宜用于常规检查。在通常检查方法未能确定复发病变时可作为一种补充手段。当腹腔种植转移病灶散在体积较小时，即使 PET 也不能显示出来。

3.CEA 检查　大肠癌细胞多数能分泌 CEA，血清 CEA 检查对大肠癌的诊断并无特异性，它的升高也可见于胃肠道外肿瘤或其他良性疾病，吸烟者也可升高。70％大肠癌患者血清 CEA 升高，但局限性无转移的大肠癌患者中，CEA 升高者不到 50％。因此，它不能作为筛查的指标。CEA 具有介导、识别和黏附功能。当大肠癌细胞侵入肠壁静脉后，循门静脉血流入肝，CEA 可介导癌细胞与肝窦内的 Kupffer 细胞膜上的 CEA 受体结合、黏附和着床，迅速增殖发展成转移癌。在所有消化道癌中,大肠癌肝转移发生率最高。文献报道,术前血 CEA 升高者,5 年内 37%将会出现癌转移;而 CEA 正常者转移率仅为 7.5%。因此,大肠癌患者 CEA 升高提示情况严重,预后不好。即使淋巴结无转移,CEA 升高也是预后不佳的重要因素。检测 CEA 的另一个重要意义是,它在术后可作为判断治疗效果及提示复发转移的重要参考指标。

五、结肠癌的治疗及预后

(一)外科治疗

术前应评估患者全身情况,肿瘤分期,是否有同时性大肠癌及大肠息肉。心、肺、肾功能及合并疾病要特别重视,尤其是老年患者,常为术后并发症的发生和死亡主因。手术应切除结肠病变,清除引流区域淋巴结,切除受累的邻近组织或器官。强调整块切除,以免医源性扩散。

1.手术方法

(1)右半结肠切除:切除 5～10cm 末段回肠、盲肠、升结肠、结肠肝曲和横结肠的右侧一半,适用于升结肠和结肠肝曲癌。盲肠癌可保留横结肠。

(2)扩大右半结肠切除:结扎结肠中动脉,切除全部横结肠,游离脾曲。适用于较大的肝曲结肠癌,结肠中动脉根部有淋巴结转移,需要结扎该动脉者。

(3)横结肠切除:适用于横结肠中段癌,需游离肝曲和脾曲,切除横结肠,升降结肠吻合。

(4)左半结肠切除:从结肠中动脉右支以远切断横结肠,结扎肠系膜下动脉左支,切除乙状结肠近段。根据病变部位可以适当变化。适用于脾曲及降结肠癌。

(5)直肠前切除:适用于下段乙状结肠及直乙交界处癌。游离脾曲,结扎乙状结肠动脉和直肠上动脉,行直肠降结肠吻合。肥胖患者为减少吻合张力,有时要从肠系膜下动脉根部结扎,保留边沿动脉。

(6)结肠次全切除:切除全部结肠及直肠近段,行回直肠吻合。适用于同时及异时性多发大肠癌、HNPCC、家族性腺瘤性息肉病直肠内息肉较少者。

(7)腹腔镜手术：应用于结直肠癌的治疗已 10 余年，对其价值已基本肯定。

2.结肠癌急性肠梗阻的处理　由于左半结肠肠腔相对狭小，肠内容物较稠，肿瘤多呈环周缩窄型生长，容易发生肠梗阻。脾曲为好发部位，老年患者尤为多见。过去多采用二期手术，切除肿瘤后结肠造口。现在多主张一期手术，可采用两种方法。①切除肿瘤，将显著扩张的结肠提出于术野之外，接一回纹管，全切除阑尾，通过其残端向盲肠内置入一引流管。用大量生理盐水行结肠灌洗。待肠腔清洁变小后，一期吻合。②如患者情况较好，可行结肠次全切除回结肠吻合。对年老体弱、糖尿病、严重低蛋血症、心肺功能不全、长期使用激素或免疫抑制剂、肠穿孔及腹膜炎的患者，不宜行一期手术。右半结肠癌梗阻时可行一期手术。近年来主张在急性梗阻时行结肠镜检，确定诊断后，在梗阻部位行球囊扩张，置入支架，解除梗阻。再行择期手术。也有人用高频电灼解除梗阻。以上方法，都有发生肠破裂穿孔的危险，应由有经验者操作，并密切观察。

3.局部进展结肠癌的处理　与邻近器官粘连或明显侵犯的结肠癌，即使完全切除后其局部复发率可高达 30%～50%。不应在粘连处进行分离，应从正常边缘处入手整块切除。如常见的十二指肠壁、膀胱、子宫、肝、脾和胆囊等的粘连和侵犯。经验证明如果有正常切缘，患者的生存率与同期无侵犯者相同。

(二)预后

肿瘤侵犯深度和淋巴结转移情况是决定预后的两个重要因素。T_1、T_2 的 5 年生存率为 90%，T3 为 80%。当淋巴结有转移时，生存率大大下降。N_1 为 74%，N_2 为 50%。研究显示，生存情况与手术清除淋巴结多少有关（至少应有 12 个）。肿瘤分化程度低、梗阻穿孔者预后差。不能切除时罕有生存 5 年者。

六、直肠癌的治疗

(一)外科治疗

1.手术方式　手术方式基本上有两类:腹会阴联合切除(APR)和保肛手术。后者有前切除(AR)、各种拖出切除和局部切除。此外还有在直肠病变切除后,关闭直肠残端,同时行乙状结肠造口的 Hartmann 手术。

手术原则上与结肠癌相同,争取完全切除原发肿瘤,清扫局部淋巴结,达到边缘无癌(R)。并在保证切除彻底的基础上,尽可能保留肛门括约肌功能。但由于骨盆周边骨性组织的限制,对于局部进展期直肠癌要达到根治常很困难。一方面取决于病变的程度,另一方面与患者的一些条件有关,如性别(女优于男)、体形(瘦小优于肥胖)。

直肠分为上、中、下三段,长度与体型有关。上段距肛门11~15cm,位于骶骨岬水平。此处的直肠癌生物学行为与结肠癌相似,治疗原则与结肠癌相同。中段距肛门6~10cm,0~5cm 则为下段。

2.手术要求

(1)切缘:临床研究证实,直肠癌在壁内黏膜下纵向扩散多数为 1cm 以内,向远侧扩散≥2.5cm 者仅 1.5%。因此,直肠癌病变远侧端切除 2cm 肉眼正常肠管已足够。侧方清除不足,即所谓环周切缘(CRM)不够是一大问题,多被忽视。应在肿瘤周边有相当距离处电刀切除而少用钳夹结扎。

(2)淋巴清扫:通常从直肠上动脉起始部结扎该动脉及伴行静脉,如此处有可疑淋巴结转移则应向上清扫并结扎肠系膜下动静脉。经淋巴途径扩散基本上是局限于直肠系膜之内,可向下方超越肿瘤平面 5cm。中段偏下及下段直肠癌应行全结肠系膜切除(TME),即沿盆筋膜壁层与脏层之间的疏松组织间隙进行锐性分离,剪断骶前由盆筋膜壁层与脏层在后中线融合而成的直肠骶骨筋膜,直达肛提肌平面。按照 TME 原则手术,局部复发率约为 3%~7%。由于系膜切除后直肠残端的血供受到影响,吻合口漏的危险也相对增加。据报道达 11％～16％,高于通常术式近 1 倍。为谨慎起见,可作保护性回肠造口。为达到无张力低位吻合有时要结扎肠系膜下血管干,保留边缘动脉,游离结肠脾曲。

(3)侧方清扫:直肠淋巴引流有三个方向,即向上至肠系膜下血管根部淋巴结;侧方至髂内血管淋巴结;少数向下至髂外血管及腹股沟淋巴结。日本学者认为,侧方淋巴结转移是直肠癌术后局部复发的重要因素,因此,从上世纪 70 年代就提倡对中下段直肠癌行侧方淋巴清扫,清除髂血管旁和闭孔淋巴结。据报道,T_3、T_4 肿瘤侧方淋巴结阳性率可达 13.5％.和 18.8％。此手术可提高下段直肠癌的生存率 10％左右,但并发症,特别是泌尿生殖系并发症很多。因此,除日本外在全世界未能得到普遍的赞同。较为实际的办法是,如根据术前影像学检查证实 T_3、T_4 肿瘤存在明显的侧方淋巴结转移,可加作选择性淋巴结清扫或肿瘤偏在侧淋巴结清扫,如此,可避免"过度"治疗倾向。对于下段癌用前哨淋巴结标记法(采用纳米级碳标记更佳)可能有助于侧方淋巴结的辨认和选择性清扫。

(4)保留盆腔自主神经:对防止术后排尿和性功能障碍十分重要。当游离直肠两侧时,要注意保护起始于主动脉分叉前方,分两束沿髂内血管内侧行走的腹下神经。在直肠侧韧带处要在距离直肠 1～2cm 处电刀切开,避免钳夹(此处动脉分支不大,电凝可以止血),不要伤及此处和精囊腺靠盆壁的盆腔神经丛。在切开直肠前方的 Denonvillier 筋膜时,要尽量避免损伤由此神经丛走向膀胱、前列腺、精囊、阴道和子宫的神经纤维。以往手术图谱要求靠盆壁钳夹切断结扎直肠侧韧带的操作方法应予废除。但如有肉眼下的癌浸润,仍以根治为主要考虑,有时不得不牺牲这些组织。但仍应争取保留一侧的盆神经丛。为此,手术应坚持在正常解剖平面进行细致的锐性分离,电凝止血。用生理盐水冲洗,保持手术野清晰。肥胖患者,腹下神经靠近直肠系膜,分离直肠时,要注意显露将其推开,用线带提起。

(5)保留肛门括约肌功能手术(保肛手术):保留肛门常是患者的迫切要求,任何保肛手术必须以不影响肿瘤根治为前提。对于中段直肠癌,腹会阴联合切除(Miles)和低位前切除(Dixon)的局部复发率和生存率均无差别,这已为大量临床研究所证明。由于吻合器的广泛应用,对下段直肠癌的选择性病例也可行超低位前切除结肠肛门吻合(CAA)。基本要求是:高、中分化肿瘤;远端有 2cm 安全切缘;肿瘤体积不大;能保证足够的侧方清除。

专科医生施行此类手术复发率为 4%～7%。对于较大的肿瘤,可以进行术前放疗使肿瘤缩小后再行保肛手术。

低位吻合如有以下情况应做预防性近端结肠或回肠造口以策安全:①严重的糖尿病;②贫血和低蛋白血症;③长期应用激素免疫力低下者;④吻合的可靠性有疑问者。吻合口愈低,术后排便功能愈差,患者常有便频或便秘,需要 1～2 年后方能逐渐恢复,老年患者更难恢复。如术前括约肌功能差,术后易发生肛门失禁,此时应放弃保肛的企图。术中不要过分扩张肛门,严禁暴力扩肛。损伤肛门内括约肌可导致肛门失禁。

为改善术后排便功能,对超低位吻合的患者将近侧结肠作成 J 袋再行吻合。J 袋不宜过长,以免发生排空困难,以 6cm 长为宜。另一种方法为结肠成形术,在距预定吻合口以上 2cm 处的肠壁正中做一 6cm 长纵切口,然后横向缝合,其功能与 J 袋相似,技术上更简单。

各种吻合器为低位吻合保肛提供了十分重要的帮助,目前已普遍得到应用。根据情况采用单个管状吻合器或双吻合器技术。操作上要注意:①肠壁的脂肪组织要适当清除,以露出吻合边缘为原则,否则组织太厚,钉合不牢靠;忌过度清除损伤血供。②荷包缝合后的断端组织不要残留过多,否则也会影响吻合效果。③低位吻合时要特别注意勿将膀胱壁或阴道壁夹入吻合器内,否则会发生直肠膀胱瘘或直肠阴道瘘的严重并发症。女性患者击发吻合器前,手指探查阴道前壁,可防止此类错误。④注意防止肠轴扭转和吻合口张力过大。⑤吻合器松开两周缓慢旋转退出时要动作轻柔。⑥检查两圈组织切割是否完整,吻合是否严密,如有可疑,应及时缝合修补。⑦直肠充气检查有无溢漏,如有溢漏要及时修补。盆腔充分引流。

(6)局部切除:直肠癌局部切除的适应证为:①早期癌,肿瘤侵犯黏膜或黏膜下层(T_1、T_2);②肿瘤大小在 3cm 左右,活动,隆起或浅溃疡型;③高中分化腺癌;④距肛门 5cm 以内。如患者全身情况差,不能耐受大手术,也可以考虑作为姑息性切除手段。

术前腔内 B 超是术前分期评估的最佳手段,作为选择患者的重要依据。据研究报告,T_1 的淋巴结转移率为 18%,T_2、T_3 淋巴结转移率分别为 38% 和 70%。T_2 单纯局部切除后的局部复发率为 15%～44%。多中心前瞻性研究表明,T_2 局部切除加术后放疗局部复发率达 20%。因此,严格来说只有 T_1 肿瘤才适合行局部切除,T_2 局部切除前应先行外照射放疗。CALGB 局部切除床研究结果显示,T_1 复发率为 6.8%,T_2 为 19.6%,总的 4 年生存率为 85% 和 78%。RTOG 的研究显示 T_1/T_2 局部复发率分别为 4% 和 16%,而 T_3 即使加放疗复发率仍达 23%。严格掌握适应证极为重要。

局部切除有多种途径:

1)经肛切除:适宜于距肛门 5cm 的下段病变。在肿瘤基底部注射肾上腺素盐水,在肿瘤外缘 1cm 处电刀作全层切除,可吸收线缝合。术中应注意止血。

2)经骶切除(Kraske 手术):适用于距肛门 5cm 以上的较大肿瘤。在尾骨处作弧形切口,切除尾骨,分离深筋膜,游离直肠。在置于肛门内的手指的指引下,选择直肠切开部位。如肿瘤在后壁可沿肿瘤边缘 1cm 处切开,然后切除肿瘤,可吸收线缝合;如肿瘤在前壁,则需切开后壁在直肠腔内切除肿瘤,缝合两处切口。

3)经内镜切除(TEM):需要特殊的直肠手术内镜。属微创手术。可用于中、上、下段直肠肿瘤切除。原则上可切除距肛门 15cm 以内的病变。但病变位于腹膜反折以上时,全层切除不能使直肠充气,操作比较困难,还有伤及腹腔内器官与组织的危险。故对腹膜反折以上的病变只能行黏膜下的非全层切除。因此,不适用于超过 T_1 的肿瘤。最适合的为广基良性腺瘤或仅有局灶性癌变,蒂部无癌侵犯的腺瘤。

直肠癌局部切除应严格选择适当的病例,如病理检查发现有深层侵犯或边缘有癌残留,如无大手术禁忌证时,应果断地改行根治性手术,不能单靠辅助放疗或化疗。T_1 肿瘤如直径大于 4cm,分化不好,淋巴管侵犯,经直肠超声发现系膜内淋巴结肿大,应改行根治术。对坚持要求保肛的患者,$T_{2\sim3}$ 肿瘤术后一定要辅助放化疗。严格进行每 3 个月一次随访十分重要,可以及时发现局部复发并施行挽救手术。

3.手术后并发症 全身并发症与结肠癌相同。

吻合口漏的发生率约为 5%～10%。愈是低位吻合,愈易发生。危险因素为术前放疗、应用免疫抑制剂、贫血和低蛋白血症、肿瘤过大。技术上的缺陷也往往是导致吻合口漏的重要原因。对存在上述危险因素的患者行预防性近端肠造口是比较稳妥的办法。位于腹膜外的吻合口瘘,可采取充分有效的引流、禁食、全静脉营养。大多数均会在 3～4 周内愈合。发生于腹膜反折以上的瘘多合并腹膜炎,应立即开腹手术清洗、引流腹腔,同时行近端造口。吻合口出血是由于吻合不当所致,常需缝合止血。

在保留盆腔自主神经的手术中尿潴留和性功能障碍的发生率极低,除非由于肿瘤侵犯术中不得已牺牲了盆腔自主神经。过长时间留置导尿管是发生尿路感染的主要原因。

其他如结肠造口回缩狭窄、会阴部切口感染、术中骶前静脉丛出血、吻合口狭窄都可能发生。

（二）辅助治疗

1.术后放疗 术后放疗的目的为使直肠癌得到局部控制。三项随机研究比较 $T_3/N_{1\sim2}$ 直肠癌术后放疗和不加放疗的结果,仅一项显示局部复发率降低(25% 比 16%)。此外,一些非随机对照研究证明术后放疗能使局部复发率降至 6%～8%水平,但总生存率无差别。说明仅有局部控制是不够的。

2.术后放化疗 两项大型随机研究均证明,术后放化疗与单纯手术相比能使盆腔复发率降低 11%～13%,且 5 年生存率也有所提高。主张对 B$_2$ 和 C 期(T$_{3～4}$N$_0$,T$_{3～4}$N$_{1～2}$),也即临床Ⅱ、Ⅲ期患者术后 6 周期行以氟尿嘧啶为基础的化疗,同时行盆腔放疗,可提高生存率 10%～15%。氟尿嘧啶以持续静脉点滴较推注效果为佳。也可口服卡培他滨代替氟尿嘧啶持续静脉点滴。

3.术前放疗 其优点为:

(1)使肿瘤变小,提高切除率和保肛率。

(2)减少局部复发危险。

(3)减少小肠放射性损伤危险。

(4)结肠不在放射野内,术后结肠功能正常。

(5)术后放化疗常因术后并发症而推延,术前放疗无此障碍。

以氟尿嘧啶为主的化疗能提高肿瘤对放疗的敏感性(增敏),并能降低远处转移机会。术前放化疗的适应证为 T$_{3～4}$,N$_{1～2}$ 肿瘤。根据几个随机研究的结果显示,术前放化疗能使肿瘤降期,局部复发率降至 6%～8%(单纯手术局部复发率为 25%)。瑞典短程大剂量术前放疗对照研究,5Gy×5 天,2 天后手术,局部复发率为 11%,9 年生存率为 74%,单纯手术对照组分别为 27% 和 65%。但批评者认为手术质量控制差,对照组的局部复发率高于文献报告水平。采用 TME 手术能否替代辅助放疗? 为了回答这一问题,荷兰肠癌研究协作组的研究纳入 1800 多例肛门上 15cm 直肠癌,随机分为术前短程放疗后 TME 手术和单纯手术组,局部复发率分别为 3.4% 和 8.2%,总生存率无差别;亚组分析显示上段直肠癌放疗无益处。

4.术中放疗(IORT) 主要用于局部进展期和复发的直肠癌。IORT 的优点为能提高肿瘤局部控制率,对危险部位施以准确的定位治疗,可以任意调节电子束照射的深度,有效地屏蔽正常器官和组织。对微小病灶给予 10～15Gy,对肉眼可见的残留病灶给予 17～20Gy。

手术室内需要有放射治疗设备。另一种方法为近距离照射。适宜于因解剖关系 IROT 不能到达的部位。对快速病理检查证实的部位给予 10～20Gy 的近距离照射。

5.术后化疗　术后化疗对直肠癌的价值至今仍无确切的评价,但对Ⅲ期患者多数人仍主张术后化疗,方案与结肠癌相同。

七、监测

密切随访患者十分重要,间隔多少时间尚无统一意见。过短浪费资源,过长不能及时发现复发。一般主张术后 2 年内每 3～4 个月复查一次,第 3 年起每 6 个月一次,5 年以后每年一次。复查内容除详细的体检外(直肠指检、阴道检查、切口瘢痕周围以及腹股沟和锁骨上淋巴结检查),应包括腹部 B 超、胸片、血象、CEA。局部复发最多见于手术后 2 年以内,辅助放化疗者可能晚些出现。

八、复发和转移

大约 50％的患者虽然肿瘤得到根治,但是仍不免复发。复发可以是局部或远处。85％复发出现于术后 2 年半以内,经历 5 年无病生存以后复发者不到 5％。绝大多数局部复发者没有远处转移,如能及时发现予以治疗,可有 25％～30％的治愈率。

肝转移约为 50％,肺转移约 10％,骨转移 5％,脑转移＜5％。

对于术前 CEA 升高的患者,术后追踪 CEA 变化很有价值。如肿瘤切除彻底,术后 6 周应降至正常。否则应考虑未达到彻底切除或有隐匿转移灶。有时也可能是技术误差,可重复测定。肝肺转移时 CEA 升高很快,如缓慢上升提示为局部复发。但约有 20％～30％的患者虽有局部复发但 CEA 仍为正常。通常 CEA 升高到转移被发现有 6 个月的提前量,因此应做全面检查,以期及早发现可切除的转移灶。应用放射性核素标记的单克隆抗体进行 SPECT 扫描,可以发现 CT、MRI 不能显示的病灶。其敏感性可达 70％～86％。PET-CT 更可达到 89％

的阳性预期值和100％阴性预期值,可以区别通常影像检查不能确定的术后改变或局部肿瘤复发,但广泛的小转移灶多数难以检出。

复发和转移的处理:根据复发部位及转移情况来决定处理方式。

1.肝转移　最常见,初诊患者中15％～20％已有肝转移,原发灶切除后仍有50％发生肝转移,同时性肝转移发生率为15％～25％,异时性的发生率为20％～25％。约20％的患者肝是唯一的转移部位。我院患者术后肝转移发生率没有国外报告的那么高,约为16％。也许与我们一向采取术后早期化疗有关。肝转移若不治疗预后极差,中位数生存期仅6个月。近年来对肝转移的处理趋向积极。手术后5年生存率可达30％～40％,手术死亡率0～7％。自从引入了以奥沙利铂和氟尿嘧啶联合的FOLFOX方案进行术前新辅助化疗,肝转移的切除率显著提高。最近的研究还进一步证明,在化疗的基础上,联合生物靶向治疗药物如西妥昔单抗(爱必妥),有效达72％,切除率可达24％,耐受性好,不会导致围手术期严重并发症。但要注意不能过度使用化疗,因为一方面是临床所见完全缓解,实际上仍有存活的癌细胞,不可依赖药物治愈;另一方面,长期化疗导致肝窦阻塞综合征和脂质性肝炎。应在化疗有效时及时手术。因此,肿瘤内外科医师的合作至关重要。目前的观点是,①＞3个病灶,＞7cm的病灶虽然预后不好,但仍可切除;②两叶分布的肝转移灶并非切除禁忌;③同时性转移可根据患者全身情况一期或二期手术切除;④非规则性切肝,切缘距肿瘤3mm即够,尽可能保留正常肝组织,以备多次切除;⑤70岁以上只要没有严重的全身疾病,仍可耐受肝切除。推荐新辅助化疗方案:奥沙利铂25mg/(m^2·d),4～5天;氟尿嘧啶700～1200mg/(m^2·d),4～5天;亚叶酸钙300mg/(m^2·d),4～5天。休息2～3周重复。

2.肺转移　10％～20％的大肠癌患者发生肺转移,直肠下段癌、进展期结肠癌侵犯腹膜后间隙,癌细胞可以绕过门静脉直接进入体循环,肺部出现单个病灶约50％是原发性肺癌而非转移。如肺部病灶比较局限,无他处转移,肺功能良好,适宜肺切除。根据具体情况可行楔形切除或一叶切除。对较小的病灶,胸腔镜手术有其优点。双侧转移有时也并非手术禁忌。如能达到 R_0 切除,5 年生存率仍有 20%~40%。限于肺的再转移仍可再次切除。

3.骨、脑转移 脑转移少见,多发生于肺转移之后,有症状的脑转移可以开颅切除,也可选择 γ 刀治疗。骨转移更少见,多出现于其他实质脏器转移之后,只能采取外照射治疗。

4.卵巢转移 大肠癌切除后约有 1%~8%的妇女发生卵巢转移,症状隐匿,不易及时发现。因此,女性患者在大肠癌术后的常规随访中应做盆腔 B 超。常为两侧卵巢受累,治疗宜行双侧卵巢切除。因为发生率较低,不主张行预防性卵巢切除。

5.盆腔转移 可表现为髂血管周围淋巴结、盆腔软组织甚至骶骨的复发与转移。通常较少能再行切除。可先行放化疗,如肿瘤比较局限,个别病例可行盆腔内脏切除甚至骶骨部分切除。

第二节 肛门肿瘤

一、肛门鳞状细胞癌(鳞癌)

肛门鳞癌并不少见,多发生于老年人及免疫低下人群。同性恋及进行肛交者发病较一般人群高,尤其是 HIV 阳性者。此外,人类疱疹病毒(HPV)也与其发生有关。可见于肛管或肛周皮肤。

(一)病理

肛门癌中 80%以上为鳞癌。其余为小细胞性癌、肌管腺癌、黑色素瘤、基底细胞癌、起源于肛门隐窝腺的黏液表皮样癌以及泄殖腔癌。肛缘癌预后较好,很少发生盆腔内及远处转移。主要转移部位为腹股沟淋巴结。肛管癌则不然,局部呈浸润性生长,向上沿黏膜及黏膜下扩展至直肠,向下至肛周皮肤和软组织、坐骨肛门窝、肛门附近肌肉群、会阴、外生殖器、下尿路甚至盆腔内。然后可有肠系膜淋巴结转移和远处内脏转移。

(二)诊断

初始症状为肛门胀痛和大便时出血。注意询问性生活史和性病史。女性要注意宫颈癌病史。观察肛周情况,注意有无尖锐湿疣。直肠指诊注意肿瘤部位和范围以及肛门括约肌功能。肠镜检查及活检,如腹股沟淋巴结肿大应行活检,必要时还要作盆腹腔 CT 评估其扩散范围。

(三)分期

1.肛管癌

原发肿瘤(T)

Tx 原发肿瘤不能检测

T_0 无原发肿瘤征象

Tis 原位癌

T_1 肿瘤最大径≤2cm

T_2 肿瘤最大径>2cm,但<5cm

T_3 肿瘤最大径>5cm

T_4 不论肿瘤大小,侵及邻近组织或器官

淋巴结(N)

Nx 淋巴结未能检测

N_0 无淋巴结转移

N_1 直肠周围淋巴结转移

N_2 单侧髂内及(或)腹股沟淋巴结转移

  直肠周围及腹股沟淋巴结或双侧髂内及(或)腹股沟淋巴结转移远处转移(M)

Mx 不能评估有无远处转移

M_0 无远处转移。

M_1 有远处转移

2.肛缘癌

原发肿瘤（T）

Tx 原发肿瘤不能检测

T_0 无原发肿瘤征象

Tis 原位癌。

T_1 肿瘤最大径≤2cm

T_2 肿瘤最大径＞2cm，但＜5cm。

T_3 肿瘤最大径＞5cm

T_4 肿瘤侵犯皮肤以外深层组织。

淋巴结（N）

Nx 淋巴结未能检测

N_0 无淋巴结转移

N_1 有淋巴结转移

远处转移（M）

Mx 不能评估有无远处转移

M_0 无远处转移

M_1 有远处转移

肛管癌分期

0	Tis	N_0	M_0
I	T_1	N_0	M_0
II	T_2	N_0	M_0
	T_3	N_0	M_0
III A	$T_{1\sim3}$	N_1	M_0
	T_4	N_0	M_0
III B	T_4	N_1	M_0
	任意T	N_1	M_0
IV	任意T	任意N	M_1

肛缘癌分期

0	Tis	N_0	M_0

Ⅰ	T_1	N_0	M_0
Ⅱ	T_2	N_0	M_0
	T_3	N_0	M_0
Ⅲ	T_4	N_0	M_0
Ⅳ	任意 T	任意 N	M_1

（四）治疗

1.肛管癌　由于远处转移以往采用腹会阴联合切除生存率不高，自上世纪 80 年代采用放疗后也未得到改善，以后改为放化疗效果显著提高。手术适应证为：①T_1 和小的 T_2 病变可以局部切除；②放化疗后8 个月病变持续存在或病变复发，可以切除；③会阴部感染、尿瘘、粪瘘或肛门失禁；④腹股沟淋巴结转移首选放化疗，如合并有放化疗后肛管癌复发，需在腹会阴手术同时行腹股沟淋巴清扫；⑤肛管狭窄出现肠梗阻症状先作结肠造口，再行放化疗。

放疗多采用加大剂量，每周 5 次外照射，总量达 45～55Gy，同时用氟尿嘧啶/LV 持续静脉点滴（或口服卡培他滨）加顺铂方案。有效率可达 90％，5 年生存率达 85％。如在 6～8 个月复查发现仍有肿块且活检显示有癌，可手术治疗。5 年生存率 50％左右。

2.肛缘癌　肛门以外 5cm 范围内的癌均属肛缘癌。小于 2cm 的病变多数无腹股沟淋巴结转移；若肿瘤为 2～5cm 或 5cm 以上时，则腹股沟淋巴结转移机会达 1/4 及 2/3。处理原则为：①浅表的 T_1、T_2 病变＜5cm，未侵犯括约肌者，可行局部切除，预期 5 年生存率在 80％左右。必要时可切除括约肌的皮下部分，不影响括约功能。②大的 T_2～T_4 或T_1～T_2 有淋巴结转移的肿瘤，应进行放疗，如疑有腹股沟淋巴结转移应行预防性外照射。若病理证实有淋巴结转移时，应加大放疗剂量。放疗后 3～4 个月复查，如仍有肿瘤残存或复发，则行腹股沟淋巴结清扫。③肛门括约肌受累的 T_3、T_4 肿瘤则适宜行腹会阴联合切除术。所有接受放化疗的患者，2 年内每 3 个月复查一次，包括视诊、直肠指诊、肛镜检查，对可疑部位要进行活检。以后每年复查 2 次。早期发现局部复发,还可以行局部挽救手术。如影像诊断提示远处转移则采用化疗。

二、肛门上皮内肿瘤

肛门皮肤或肛管的上皮内鳞状细胞病变,与 HPV 感染和尖锐湿疣有关,同性恋、HIV 感染免疫抑制也是促成因素。

1. 鲍文(Bowen)病 肛门区上皮内重度不典型增生或原位癌。常见于中年妇女。病变为不规则的隆起斑块,类似湿疹样改变。病理切片可见大而不典型的空泡细胞,PAS 染色阴性。进展成为癌的危险约 10%。病变局限者可用氟尿嘧啶油膏、光动力学治疗、激光或放疗。病变较大时可行切除加皮瓣转移修复手术。术后要密切随访,因为局部复发率很高。

2. 佩吉特病 为上皮内腺癌,多见于老年妇女。以边缘清楚的略带灰白色的湿疹样斑块为其特征。病理切片见大的空泡状细胞(Paget细胞),富含黏液,PSA 染色阳性。多伴有直肠或肛管浸润性癌,但概率不如乳腺派杰病高。可局部切除,视情况加或不加放疗。伴直肠腺癌者按直肠癌处理。

3. 黑色素瘤 少见,约占肛管肿瘤的 1%。预后非常恶劣,文献报告其 5 年生存率不到 25%,中位数生存约 15 个月。起源于肛门皮肤或肛管过渡带上皮,就诊时多半有腹股沟淋巴结转移。常有便血,有时于体检或痔手术标本中意外发现。诊断靠病理切片。以往均行腹会阴联合切除,但仍不能控制其发展。目前以扩大局部切除(至少离肿瘤边缘 2cm)加外照射 30Gy。腹股沟淋巴结活检如有转移则加做清扫。并行辅助化疗和生物治疗。可望提高疗效。大的进展性病变仍参照直肠癌手术。

参 考 文 献

1.(美)伯洛克.现代肿瘤外科治疗学.北京:人民卫生出版社,2011

2.魏于全,赫捷.肿瘤学.北京:人民卫生出版社,2015

3.万德森.临床肿瘤学.北京:科学出版社,2016

4.王颖,刘金丰.肿瘤 CT 与 MRI 诊断.广东:广东科学技术出版社,2013

5.蒋国梁,叶定伟,李进.常见恶性肿瘤的多学科综合诊断和治疗.上海:复旦大学出版社,2011

6.殷蔚伯.肿瘤放射治疗手册.北京:中国协和医科大学出版社,2010

7.王若峥,尹勇.肿瘤精确放射治疗计划设计学.北京:科学出版社,2015

8.(美)詹科斯基.消化道肿瘤诊断与治疗.北京:人民卫生出版社,2012

9.陈振东,王雅杰,唐金海,张长乐,熊建萍.肿瘤综合治疗学.安徽:安徽科学技术出版社,2014

10.巴特莱特(美).肿瘤外科学.北京:人民军医出版社,2014

11.邵志敏.乳腺肿瘤学.上海:复旦大学出版社,2013

12.许亚萍,毛伟敏.胸部肿瘤放射治疗策略.北京:军事医学科学出版社,2013

13.石红霞,黄晓军.粒细胞减少伴发热患者的抗菌治疗.临床药物治疗杂志,2010,8(3):9-11